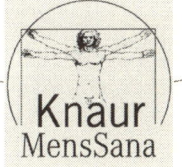

Von Wighard Strehlow sind außerdem erschienen:

Hildegard-Heilkunde von A-Z
Hildegard von Bingen – Frauenheilkunde
Hildegard von Bingen – Hautkrankheiten
Hildegard von Bingen – Herz und Kreislauf
Hildegard von Bingen – Rheuma und Gicht

Über den Autor:
Dr. Wighard Strehlow, Jahrgang 1939, Autor zahlreicher Bücher, Gründer und Leiter des Hildegard-Kurhauses in Allensbach am Bodensee.
Nach dem Studium der Naturwissenschaften (Naturstoff- und Lebensmittelchemie) und Promotion an der Technischen Universität in Berlin folgte ein Zusatzstudium an der Yale University in New Haven, USA.
Danach arbeitete er zehn Jahre als Industriechemiker auf dem Gebiet der Klinischen Prüfung, Pharmazeutischen Forschung und Naturstoffsynthese.
In den 70er-Jahren absolvierte er eine Heilpraktikerausbildung und erhielt 1980 die Zulassung als Heilpraktiker. In dieser Zeit lernte er auch Dr. Gottfried Hertzka kennen, den Pionier der Hildegard-Heilkunde, mit dem er intensiv zusammenarbeitete und dessen Praxis er schließlich im Jahr 1984 übernahm.
1993 eröffnete er in Allensbach am Bodensee eine eigene Hildegard-Praxis und das Hildegard-Kurhaus, die weltweit einzige Einrichtung ihrer Art.

Dr. Wighard Strehlow

Hildegard-Medizin für alle Tage

Selbsthilfe für die ganze Familie
Mit Original Hildegard-Rezepturen

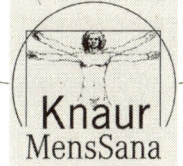

Wichtiger Hinweis:
Die vom Autor vertretenen Auffassungen in Bezug auf Krankheiten
und ihre Behandlung weichen teilweise von der allgemein anerkannten
medizinischen Wissenschaft ab. Jeder Leser ist aufgefordert, in eigener
Verantwortung zu entscheiden, ob und inwieweit die in diesem Buch
vorgestellten Naturheilverfahren und Naturheilmittel für ihn eine
Alternative zur »Schulmedizin« darstellen.

Besuchen Sie uns im Internet: www.knaur.de
Alle Titel aus dem Bereich MensSana finden Sie im Internet unter
www.knaur-mens-sana.de

Originalausgabe 2001
Copyright © Droemersche Verlagsanstalt
Th. Knaur Nachf., München
Alle Rechte vorbehalten. Das Werk darf – auch teilweise –
nur mit Genehmigung des Verlags wiedergegeben werden.
Umschlaggestaltung: ZERO Werbeagentur, München
Umschlagabbildung: AKG, Berlin
Satz: Ventura Publisher im Verlag
Druck und Bindung: Nørhaven Paperback A/S
Printed in Denmark
ISBN 3-426-87126-2

Inhalt

1 Hildegard und ihre Medizin ... 11
Hildegard-Medizin – was ist das? ... 11
Leben und Werk der Hildegard von Bingen ... 12
Gesundheit und Krankheit ... 14
    Die goldenen Lebensregeln ... 14
    Schädliche Lebensmittel ... 16
    Seelische Risikofaktoren ... 17
Die Hildegard-Heilkunde ... 19
    Hildegards Elementenlehre ... 19
    Der göttliche Aspekt ... 20
    Der kosmische Aspekt ... 21
    Der körperliche Aspekt ... 21
    Der seelische Aspekt ... 22
    Heilmethoden der Schöpfung ... 22
Moderne Erkenntnisse zur Hildegard-Medizin ... 23
    Für und wider Hildegard ... 23
    Die Wiederentdeckung des Dinkels ... 24

2 Beschwerden und ihre Behandlung ... 27
Grenzen der Selbstbehandlung ... 27
Beschwerden von A bis Z ... 28

3 Die Heilmethoden ... 61
Lebensmittel als Heilmittel ... 61
    Heilkräfte im Getreide ... 62
    Heilende Kräfte im Gemüse ... 63
    Die Heilkräfte in den Früchten ... 68
    Gewürze – Heilmittel für Magen und Darm ... 72
    Fisch – die leichte Kost ... 74

Die Heilkräfte im Fleisch	75
Auch Fette können gesund sein	77
Diäten	78
Durchfall-Diät nach Dr. Hertzka	78
Drei-Tage-Fieberdiät	79
Dinkelkur	80
Das Hildegard-Fasten	80
Edelsteine und ihre Wirkung	81
Amethyst	82
Jaspis	83
Topas-Wein	84
Spirituelle Psychotherapie	84
Musik und Tanz	88
Meditation	88
Ausleitungstherapien	89
Aderlass	90
Schröpfen	90
Moxibustion	91
Heilung durch den Glauben	91

4 Hildegard-Rezepte ... 93

Zum Einnehmen	93
Akelei-Urtinktur	93
Andorn-Kräutermischung	94
Andorn-Rahmsuppe	94
Aronstabwurzel-Wein	95
Bärwurz-Birnen-Honig, das »Hildegard-Gold«	95
Bibernell-Mischpulver	96
Brombeer-Elixier	97
Dinkel	97
Dinkelganzkörner-Kur	97
Dinkel-Habermus mit Edelkastanien	98

Edelkastanien	98
Edelpelargonien-Mischpulver	98
Fenchel-Dill-Kräuter	99
Fenchel-Mischpulver (Sivesan)	100
Fenchelsamen	100
Flohsamen	100
Flohsamen-Wein	101
Galgant	101
Galgant in Himbeerwasser	101
Galgantwurzel-Wein	102
Goldkur	102
Hirschzungen-Elixier	103
Hirschzungenfarn-Pulver	103
Kalbsfußknochenbrühe	104
Königskerzen-Fenchel-Wein	104
Kopfsalat	105
Liebstöckel-Dotter-Suppe	105
Meerrettich-Galgant-Mischung	105
Meisterwurz-Wein	106
Muskatellersalbei-Trank	106
Muskat-Zimt-Nelken-Kekse	107
Mutterkraut	107
Mutterkümmel-Ei-Granulat	108
Petersilien-Honig-Trank	109
Pflaumenkern-Kur	109
Quendel oder Feldthymian (Thymus serpyllum)	110
Rainfarnpulver	110
Rainfarnsuppe	111
Salbei-Wein	111
Speisemohn	112
Wasserlinsen-Elixier	112
Weinraute	112

Wermut-Trank	113
Wermut-Eisenkraut-Wein	113
Salben, Cremes und Öle	114
Apfelknospenöl	114
Einfache Rebtropfen	115
Melaleukaöl (Myrtenöl)	115
Ölige Rebtropfen	115
Rosen-Olivenöl	116
Salbei-Butter-Salbe	116
Tannencreme	117
Veilchencreme	117
Weingeist-Oliven-Rosenöl	118
Wermutöl	118
Anwendungen	119
Dachsfell	119
Eisenkraut-Kompresse	120
Gerstenbad	120
Kaltwasser-Behandlung	121
Leinsamen-Kompresse	121
Maulbeerblätter	121
Rautensalbe zur Nierenmassage	122
Rebaschenlauge	122
Ringelblumen	123
Schafgarbenblätter	123
Wegerichsaft-Urtinktur	124
Weizen-Packung	125
Wiesengrün-Wasser-Behandlung	125
Wilde Minze (Mentha sativa)	125
Zypressenbad	126
Anhang	**127**
Haus- und Notfallapotheke nach Hildegard	127

Lexikon zur Hildegard-Medizin 129
Adressen, die weiterhelfen 131
Bücher, die weiterhelfen 134
Register 136

Besuchen Sie Wighard Strehlow im Internet:
Zusätzliche Informationen und aktuelle Hinweise
finden Sie auf seiner Website
www.hildegardmed.com

1 Hildegard und ihre Medizin

Hildegard von Bingen, ihr Geburtstag jährte sich 1998 zum 900sten Mal, hat das Weltbild ihrer Zeit revolutioniert und in ihren medizinischen Schriften die gesamte Psychosomatik vorweggenommen. Durch diesen medizinischen Quantensprung ist sie heute aktueller denn je.
Heilung ist nach Hildegard ein ganzheitlicher Prozess, der auf mehreren Ebenen gleichzeitig verläuft. Quelle der Heilungsenergie ist Gott. Das, was heilt, liegt im Menschen selbst verborgen. Die Heilkräfte für den Leib sieht Hildegard in der Natur: »In der gesamten Schöpfung, in den Bäumen, Kräutern, Pflanzen, Tieren, Vögeln und sogar in den Edelsteinen sind starke Heilkräfte verborgen, die kein Mensch weiß, wenn sie ihm nicht von Gott offenbart werden!«
In der Hildegard-Heilkunde werden Ursachen behandelt und nicht nur Symptome. Im Sinne eines ganzheitlichen Geschehens verläuft die Heilung gleichzeitig auf vier Ebenen: Körper, Seele, Schöpfung und Kosmos sind gemeinsam daran beteiligt. Es ist die erste christliche Medizin überhaupt. Wie keiner vor und nach ihr verstand es Hildegard, die Handschrift Gottes zu lesen und für uns auszuwerten.

Hildegard-Medizin – was ist das?

Die Heilkunde der Hildegard von Bingen war für nahezu 800 Jahre in Vergessenheit versunken. Erst durch die Entdeckung einer Abschrift ihres medizinischen Lehrbuches in der königlichen Bibliothek in Kopenhagen wurde das Interesse für diese erste und einzige christliche Ganzheitsmedizin neu erweckt. Der Konstanzer Arzt Dr. med. Gottfried Hertzka brachte die Hildegard-Heilkunde auf den aktuellen Stand der Medizin und wandte sie als Erster konsequent in der Praxis an. 1984 habe ich seine Praxis übernommen, die Hildegard-Medizin weiterentwickelt und ausgebaut. Heute ist die Hildegard-Medizin das Ergebnis jahrhundertealten Wissens und jahrzehntelanger ärztlicher Erfahrung, die sich an Tausenden von Patienten bewährt hat.

Leben und Werk der Hildegard von Bingen

Hildegard von Bingen (1098 bis 1179) kommt mit acht Jahren ins Benediktiner-Kloster auf dem Disibodenberg, wo sie im damals hohen Alter von 43 Jahren ihren ersten Visionsauftrag erlebt. Diese Vision, die sie vor allem als Audiovision beschreibt, mündet in ihr erstes Buch »Scivias«: *»Schreibe alles auf, was du siehst und hörst, tue die Wunder Gottes kund«.*

Nach der Herausgabe ihres ersten Buches »Scivias« (*Wisse die Wege zum Heil und zur Heilung*) gründet sie im Alter von 50 Jahren auf dem Rupertsberg in Bingen ihr eigenes Kloster, das sie als Äbtissin leitet.

Obwohl des Lesens und Schreibens nicht mächtig, verfasst sie mit Hilfe schreibkundiger Sekretäre zahlreiche in lateinischer Sprache geschriebene Bücher, die ihr zu enormem Ansehen in den wissenschaftlichen und politischen Kreisen ihrer Zeit verhelfen. Auf visionäre Weise vereint sie Theologie, Ethik,

Musik und Kunst zu einem ganzheitlichen Verständnis von Mensch, Schöpfung und Kosmos. Von dieser Sichtweise geprägt sind auch ihre medizinischen Werke:

- »Causae et Curae« (Die Ursachen der Krankheiten und ihre Behandlung): Hier stellt Hildegard die Heilkunde in einen kosmischen Rahmen. Die Schöpfung der Welt, das Bauwerk des Kosmos, die vier Weltelemente und die Stellung des Menschen im Kosmos sind ihre Themen. Das Buch beschreibt über fünfzig Krankheiten mit den dazugehörigen Heilmitteln.
- »Physica« (Naturkunde): Dieses Buch enthält über zweitausend Behandlungsvorschläge mit Heilmitteln von Bäumen, Pflanzen, Edelsteinen, Tieren, Vögeln und Fischen.

Hildegard von Bingen hinterlässt auch über dreihundert Briefe, mit denen sie ihren Zeitgenossen Rat und Trost spendet und die Politik ihrer Zeit maßgeblich beeinflusst. Hildegards Briefe gehen nach ganz Europa zu den Großen und Mächtigen von Kirche und Reich. Mutig erhebt sie ihre Stimme gegen die Missstände in den Kirchen und schreckt auch nicht vor der Macht der Kirche zurück. Sie wird dafür ein Jahr vor ihrem Tod noch mit dem Interdikt bestraft.

Ihrem Sekretär Wibert von Gembloux verdanken wir die genauen Beschreibungen über ihr Leben und die schönsten Aussagen über das Geheimnis der Visionen Hildegards. Obwohl von der Kirche nie heilig gesprochen, wird Hildegard von Bingen von ihren Anhängern als Heilige verehrt.

Gesundheit und Krankheit

Mehr als viele moderne Mediziner trifft Hildegard von Bingen mit ihren Vorstellungen von Gesundheit und Krankheit den Nerv unserer Zeit. Falsche Lebensweise, Fehlernährung und der Verlust seelischer Werte können durch eine Hightech-Medizin nicht kuriert werden. Das Scheitern dieser Medizin bei allen Zivilisationskrankheiten, der Trend zur Naturheilkunde sowie die spirituellen Heilerfolge, mit denen wir derzeit aus Amerika geradezu überschüttet werden, bestätigen die Notwendigkeit eines ganzheitlichen Ansatzes – wie den der Heilkunde Hildegards. Für Hildegard von Bingen ist der Mensch von Natur aus gesund, doch kann er durch seine Ernährung und seinen Lebensstil diese Gesundheit beeinflussen, erhalten oder auch zerstören. *»In der gesamten Schöpfung, in den Bäumen, Kräutern, Pflanzen, Tieren, Vögeln, Fischen, ja sogar in den Edelsteinen sind geheime Subtilitäten* (Heilungskräfte) *verborgen, die man nicht wissen kann, wenn sie uns nicht von Gott offenbart werden.«*

Die goldenen Lebensregeln

Hildegards Gesundheitsprogramm lässt sich zu den »sechs goldenen Lebensregeln« zusammenfassen.
Danach ist jeder mehr oder weniger für seine Gesundheit selbst verantwortlich, die er sowohl von innen als auch von außen tagtäglich beeinflussen kann durch:

- die richtige Auswahl von Essen und Trinken. Hildegard erkannte schon damals die große Bedeutung richtiger

Ernährung: »*Eure Lebensmittel sollen eure Heilkräfte sein.*« Heute wissen wir, dass neben den Grundnährstoffen (Eiweiß, Kohlenhydrate, Fette) Vitamine, Mineralstoffe und Spurenelemente in unseren Lebensmitteln sein müssen, damit wir gesund bleiben und Krankheiten vorbeugen.
- Anwendung der Heilkräfte in der Natur.
- den richtigen Rhythmus bei Schlaf und Bewegung: »*Denn wenn der Mensch schläft erholt sich sein Mark und macht seine Knochen fest, stärkt das Blut, bildet neues Muskelfleisch, vereinigt die Glieder und vermehrt Verstand und Wissen.*«
- ein ausgewogenes Maß an Arbeit und Entspannung (»*ora et labora*«). Das richtige Verhältnis zwischen Anstrengung und Meditation hilft bei Leistungsverlust durch Stress.
- Reinigung des Körpers von seinen Gift- und Schlackenstoffen durch den Hildegardschen Aderlass, Schröpfen und Moxibustion. »*Wenn die Säfte im Menschen das rechte Maß bewahren, so ist der Mensch gesund. Haben sie sich aber in Gegensatz zueinander gestellt, dann machen sie ihn hinfällig und krank.*« Die Belastung des Körpers durch gesundheitsschädliche Stoffe ist heute aktueller denn je, denken Sie nur an Umweltgifte, Konservierungs- und Zusatzstoffe in Lebensmitteln oder an chemische Medikamente.
- Einsatz seiner seelischen Heilkräfte. Nach Hildegard hilft Fasten zur seelischen Reinigung, bei der sich seelische Risikofaktoren zu seelischen Heilungskräften (Tugenden) wandeln. »*Die Seele ist für den Körper, was der Saft für den Baum ist, und ihre Kräfte entfaltet sie wie der Baum seine Gestalt.*«

Diese sechs Faktoren beeinflussen den Körper in all seinen Nöten. Richtig eingehalten verhindern sie körperliche und seelische Krankheiten und verhelfen zu gutem Humor (humores, lateinisch: gute Säfte), Leistungsvermögen sowie Wohlbefinden.

Schädliche Lebensmittel

In der Hildegard-Heilkunde werden alle Lebensmittel als Heilmittel betrachtet. Nur bei einigen Ausnahmen weist Hildegard auf gesundheitliche Schädigungen hin, die für empfindliche Menschen zum Problem werden können. Zu diesen »Küchengiften« gehören:

- Erdbeeren verschleimen den Körper und führen zu Entzündungszuständen (Allergien, Ekzeme, Blinddarm- und Mittelohrentzündungen).
- Pfirsiche fördern die Verschleimung und lösen Stoffwechselstörungen aus.
- Pflaumen vermehren die Gallensäure, was zu Stimmungsschwankungen, Depressionen und Rheuma führen kann.
- Lauch zerstört das Abwehrsystem des Menschen, weil er *»das Blut und alle Säfte in ihr Gegenteil verkehrt«*. Diese vielleicht erstaunliche Zuordnung hat sich in besonderen Fällen bewahrheitet: Eine Lauchsuppe kann der Auslöser für einen Rheumaschub oder ein Ekzem sein.
- Rohkost. Im Unterschied zu anderen Naturheilverfahren vermeidet die Hildegard-Küche die Rohkost. Hildegard weist in diesem Zusammenhang auf die Möglichkeit von Herz-, Leber- und Lungenbeschwerden durch ungekochte Speisen hin sowie auf die schlechte Verdaubarkeit.
  Viele Rohköstler leiden unter Durchblutungsstörungen (kalte Hände und Füße, Gedächtnisstörungen) und ständi-

gen Blähungen (Fäulnisgase). Fäulnisgas hat seine Ursache in einer durch Rohkost veränderten Zusammensetzung der Darmbakterien, die zur Ansiedlung von Fäulnisbakterien und Pilzen und schließlich zu einer Schwächung des Immunsystems führt.

»Wenn der Mensch rohe Äpfel oder Birnen oder rohes Gemüse oder sonstige ungekochte Speisen genossen hat, die weder auf dem Feuer, noch mit irgendeinem Gewürz zurechtgemacht wurden, so können diese in seinem Magen nicht fertig gekocht (verdaut) werden, weil sie vorher nicht zurechtgemacht waren. So steigen die schlechten Säfte aus den Speisen ... zur Milz auf und verwandeln diese möglicherweise zu einer schmerzhaften Geschwulst.«

- Moderne Früchte und Gemüse. Tomaten, Kartoffeln, Paprika und Auberginen waren Hildegard nicht bekannt, entsprechend gibt es hierzu keine Kommentare. Wegen der psychisch wirksamen Inhaltsstoffe (Alkaloide) dieser Nachtschattengewächse sollte man sie nur sparsam einsetzen. Eine Heilwirkung im Sinne Hildegards wird mit ihnen nicht erreicht.

Ähnliches gilt für Gemüse wie Artischocken oder Kohl sowie für viele Importfrüchte wie Avocados oder Kiwis. Alle diese Lebensmittel sollten von Kranken (vor allem Krebskranken) nicht gegessen werden.

Seelische Risikofaktoren

In ihrem psychotherapeutischen Buch »Heilen mit der Kraft der Seele« beschreibt Hildegard 35 verschiedene Schichten des Unterbewusstseins als Laster- und Tugend-Paare. Jedes Paar besteht aus einem krank machenden seelischen Risikofaktor

(Laster) und einem heilenden seelischen Abwehrprinzip (Tugend).

Mit großer Ausführlichkeit schildert Hildegard die körperlichen Symptome und Krankheiten, die von den seelischen Risikofaktoren ausgelöst werden können. Wenn Krankheiten als Notsignal des Körpers verstanden werden, kann man hinter ihnen die seelischen Ursachen erkennen und den Körper von seinen Belastungen befreien (Hildegard-Psychotherapie, Seite 84).

Hildegard beweist mit diesen Ansichten erneut ihre seherischen Fähigkeiten und wird zur Vorreiterin der psychosomatischen Medizin unserer Zeit.

Wut, Zorn, Aufregung und ähnliche Gemütszustände regen die Produktion der von Hildegard viel zitierten Schwarzgalle (Seite 130) in der Leber an. Sie wird ins Blut abgegeben und verursacht eine Verschiebung des pH-Wertes (Seite 129) im Blut von schwach basisch (pH-Wert 7,4) ins Saure (pH-Wert unter 7). Dadurch erstarren die Blutkörperchen, »sie frieren ein« und bewegen sich langsamer durch die Blutgefäße. Die Übersäuerung führt zu Durchblutungsstörungen und zu Sauerstoffmangel in den Organen. Besonders betroffen sind Herzmuskel und Gehirnzellen, die im schlimmsten Fall sogar vom eigenen Abwehrsystem autoaggressiv zerstört werden können.

Die Übersäuerung ist daher die Ursache für Herzinfarkt und Schlaganfall. Neueste Studien haben ergeben, dass Herzinfarkt und Schlaganfall meist 1 bis 2 Stunden nach starker seelischer Erregung, Ärger, Wut und Zornesausbrüchen auftreten.

Die Hildegard-Heilkunde

Entsprechend dem ganzheitlichen Konzept des Hildegardschen Weltbildes müssen bei der Behandlung von Krankheiten ebenso wie bei deren Entstehung alle Ebenen des menschlichen Daseins berücksichtigt werden:

- der göttliche Bereich
- der kosmische Bereich
- der körperliche Bereich
- der seelische Bereich

Nur bei Berücksichtigung aller vier Bereiche kann es zu einer umfassenden Heilung kommen.

Hildegards Elementenlehre

Für das Verständnis der Hildegard-Heilkunde ist die Elementenlehre bedeutsam. Sie wurde von vielen berühmten Ärzten der Antike und des Mittelalters (etwa Hippokrates und Paracelsus) vertreten und führt alle Phänomene unserer Welt auf die vier Grundelemente Feuer, Wasser, Luft und Erde zurück. Die magische Zahl 4 findet sich universell, etwa in den vier Lebenselementen, den vier Jahreszeiten, den vier Blutgruppen des Menschen oder den vier Kernbasen im genetischen Code.

Hildegard entwickelte aus der Elementenlehre ein eigenes System, das sich deutlich von der Auffassung ihrer Vorgänger unterscheidet. Auf den Menschen angewendet leitete sie von den Elementen vier Säfte ab, in denen wir die vier Blutbestandteile wieder erkennen:

- Erythrozyten – das trockene Phlegma aus der Wärme des Feuers,
- Blutplasma – das feuchte Phlegma aus der Feuchtigkeit der Luft,
- Thrombozyten – das schaumige Phlegma aus dem wässrigen Blut,
- Leukozyten – das lauwarme Phlegma aus dem erdhaften Fleisch.

Auf ähnliche Weise abgeleitet unterscheidet sie vier Temperamente und vier charakteristische Männer- und Frauentypen.

»Vom Feuer hat er seine Wärme, von der Luft den Atem, vom Wasser das Blut und von der Erde das Fleisch ... So erhalten die Elemente, wenn sie geordnet im Menschen wirken, denselben und machen ihn gesund. Halten sie in ihm keine Harmonie, so machen sie ihn krank und töten ihn.«

Der göttliche Aspekt

Hildegard sieht Krankheiten in besonders engem Zusammenhang mit der Beziehung zu Gott. Ist diese Beziehung zerrissen, kann Krankheit entstehen. Durch den Glauben oder die Rückkehr zu Gott eröffnen sich dem Kranken ungeahnte Chancen und Energien, die eine Wende im Krankheitsverlauf herbeiführen können. Gott findet sich in jedem Heilungsgeschehen, doch der Mensch muss das Seine dazu tun, Krankheitsursachen zu beseitigen und der Heilung nicht im Wege zu stehen. Die göttlichen Kräfte sind Bestandteil der menschlichen Seele.

Der kosmische Aspekt

Die kosmische Komponente von Krankheiten entsteht nach Hildegard aus der Disharmonie des Menschen mit den vier Elementen, über die der Mensch mit dem Kosmos im Gleichgewicht steht. Die Elemente halten nicht nur die Welt zusammen, sondern auch den menschlichen Körper. Die vier kosmischen Elemente sind ebenfalls Heilkräfte der menschlichen Seele.

Der körperliche Aspekt

Wenn die vier Körpersäfte – aus welchen Gründen auch immer – in ein Ungleichgewicht geraten, entstehen schlechte Säfte, die sich mit der Gallensäure verbinden und Krankheiten auslösen können (Gallensäure, Seite 130). Dies führt zu Übersäuerung, schlechter Durchblutung, Sauerstoffmangel und schließlich zur Erkrankung eines Organs. Nur wenn alle Säfte ausgeglichen sind, ist oder wird ein Mensch gesund.

Auch krank machende Erbanlagen oder die vier Konstitutionen (Sanguiniker, Phlegmatiker, Choleriker und Melancholiker) mit ihren Krankheitsanlagen können nach Hildegard zu einem Ungleichgewicht der vier Körpersäfte führen. Sie unterscheidet 24 Erbanlagen, zu denen neben Depressionen, Krebs, Rheuma – für unser Denken ungewöhnlich – auch die ewige Unzufriedenheit oder der Jähzorn gehören. Mit den Methoden der Hildegard-Medizin können diese Schwächen überwunden werden.

Der seelische Aspekt

Seelische Krankheiten entstehen nach Hildegard durch einen Mangel an positiven seelischen Eigenschaften. Diese Schwächen können durch Konflikte, Probleme, Frustration oder Stress hervorgerufen werden, aber auch durch schlechte Einflüsse aus der Umgebung, die sie »böse Mächte«, »Dämonen« oder »diabolische Einflüsse« nennt. Dabei ist es zur Heilung wichtig, hinter allen Krankheiten die Botschaften zu suchen. Hinter allem Übel verbirgt sich stets auch etwas Gutes, hinter der Krankheit die Gesundheit, hinter der Schwäche die Stärke und hinter dem Feind der Freund. Die Heilkräfte der Seele kann man durch Fasten und heilende Worte aktivieren.

Heilmethoden der Schöpfung

Nach Hildegard hält die Schöpfung alle Heilmittel bereit, die für die seelisch-leibliche Genesung nötig sind. Ihre wichtigsten Methoden gleichen in vielen Aspekten der heutigen Naturmedizin:

- Ernährungstherapie: richtige Ernährung mit gesunden Lebensmitteln aus biologischem Anbau und artgerechter Tierhaltung zur Gesundheitsvorsorge und zur Heilung von Krankheiten (Seite 61).
- Arzneimittelschatz: Rezepte aus Heilpflanzen, die körperlich und energetisch wirksam sind (Seite 61/93).
- Edelstein-Therapie: Nutzung der Schwingungsenergie besonderer Edelsteine (Seite 81) zur Anregung der Selbstheilungskräfte.

- Ausleitungstherapie mit Aderlass (Seite 90), Schröpfen (Seite 90) und Moxibustion (Hitzebehandlung zur Förderung der Durchblutung, Seite 91).
- Physiotherapie mit Sauna, Bädern und (Nieren-)Massagen am Ulmenholzfeuer (Seite 122).
- Psychotherapie: Mobilisierung der eigenen Heilkräfte durch Selbsterkenntnis und Fasten (Seite 84).
- Musiktherapie: emotionale Heilung (Seite 88).
- Bewegungstherapie: Wandern, Fahrradfahren, Reiten.

Moderne Erkenntnisse zur Hildegard-Medizin

Mit zunehmender Bekanntheit der Hildegard-Medizin mehren sich auch kritische Stimmen, deren wichtigste Argumente ich Ihnen vorstellen möchte.

Für und wider Hildegard

- Es wird behauptet, Hildegard habe das Klosterwissen und die arabische Medizin ihrer Zeit abgeschrieben.
- Das Fehlen der originalen Schriften Hildegards nehmen einige wenige Medizinhistoriker zum Anlass festzustellen, dass es aus wissenschaftlicher Sicht keine Hildegard-Medizin gäbe.

Diesen Ansichten steht entgegen:
- Beispielsweise die Verwendung von Galgant bei Herzschmerzen findet sich in keinem christlichen, arabischen

oder chinesischen Arzneimittelbuch, sondern nur bei Hildegard. Kein Kritiker konnte bisher auch nur eine Quelle benennen. Die Beschreibung von damals unbekannten Methoden (Psychotherapie) sowie die völlig neuartige gesamtheitliche Sichtweise lassen an den überlieferten Visionen Hildegards keinen Zweifel.

- Die Originale von Hildegards Schriften wurden 1233 von dem damaligen Prokurator des Rupertsberger Klosters, Pater Kuno, zum Zwecke der (vergeblich angestrebten) Heiligsprechung an Papst Gregor IX. nach Rom geschickt und sind seitdem »verschollen«. Mehrere Abschriften sind jedoch erhalten: u. a. eine Handschrift der »Physica« aus dem 13. Jahrhundert in der Herzog-August-Bibliothek in Wolfenbüttel, eine andere aus dem 15. Jahrhundert in der Nationalbibliothek in Paris, eine weitere in der Bibliothek Royal in Brüssel. Das Buch »Causae et Curae« wurde im letzten Jahrhundert in der Königlichen Bibliothek in Kopenhagen in einer Abschrift aus dem 13. Jahrhundert entdeckt. Außerdem handelt es sich bei den Kritikern durchweg um Personen, die weder eine eigene Therapie-Erfahrung vorweisen können, noch jemals eine Heilung mit Hildegard-Medizin erlebt haben.

Die Wiederentdeckung des Dinkels

Die Worte Hildegards über den Dinkel (Seite 62) weisen dieser Getreideart eine besondere Heilwirkung zu. Deshalb wurde an der Universität Hohenheim der Dinkel wissenschaftlich untersucht.

- Dinkel enthält hochwertige, lebensnotwendige Eiweiße (12 bis 20 %),

- ist reich an komplexen Kohlenhydraten (bis zu 75 %) mit wertvollen Ballast- und Faserstoffen,
- enthält alle Mineralien und Spurenelemente, die für Knochen, Gelenke und als Elektrolyte notwendig sind.
- Hochwertige Fette mit wertvollen ungesättigten Fettsäuren sowie fettlöslichen Vitaminen (A und E) im Dinkelkeim wirken als Radikalfänger.
- Dinkel ist reich an den wasserlöslichen Vitaminen B1, B2, B6 und sorgt im Darm für die Produktion aller lebensnotwendigen Vitamine und vitaminähnlichen Substanzen, zum Beispiel der Folsäure.
- Im Dinkel befinden sich zahlreiche weitere lebensnotwendige Vitalstoffe, zum Beispiel das Thiocyanat, ein Wirkstoff mit wachstumsfördernden, entzündungshemmenden, immunstimulierenden, antiallergischen und tumorhemmenden Eigenschaften. (Prof. Dr. W. Weuffen, Greifswald)

Gestützt auf die Aussagen Hildegards wurde bereits vor 30 Jahren damit begonnen, Dinkel als Basisdiät (Seite 80) bei verschiedenen Krankheiten einzusetzen.

Die klinischen Beobachtungen an mehr als 10 000 Patienten über einen Zeitraum von 30 Jahren ergaben einen überzeugenden Beweis für die Wirksamkeit der Dinkel-Kuren und damit der von Hildegard empfohlenen Rezepte. Bis heute haben sich keine Dinkel-Unverträglichkeiten oder -Allergien ergeben, ein besonders wichtiger Vorteil zum Weizen, von dem die Gluten-Allergie (Zöliakie/Sprue) bekannt ist. Voraussetzung für die Heilerfolge ist die Verwendung von reinem Dinkel ohne Einkreuzung von Weizenanteilen.

Dinkel ist kein Weizen, sondern eine uralte Getreideart, die sich aus dem Einkorn (Triticum monococcum) entwickelt hat. Er hat einen Chromosomen-Satz mit 14 Genen. Daneben gibt

es Zweikorn oder Emmer mit 2 Chromosomen und 28 Genen (Triticum dicoccum). Nur Dreikorn, der von Hildegard beschriebene Dinkel oder Triticum Spelta, hat drei Chromosomen mit 42 Genen. Wir verwenden zu unserer Therapie ausschließlich alte Dinkelsorten ohne Weizenanteil, wie z. B.:
- Oberkulmer Rotkorn
- Steiners Roter Tiroler
- Ostro
- Franckenkorn
- Schwabenkorn

Alle anderen Dinkelsorten mit Weizenanteil, wie z. B. Rouquin oder Hercule, sind für eine Therapie ungeeignet, da sie Weizenallergien auslösen können.

Dinkel hat wegen seiner Wuchshöhe keinen Pilzbefall und enthält daher auch im Gegensatz zu allen anderen Getreidesorten keine giftigen Schimmelpilze und deren Toxine (Fusarientoxine).

Darüber hinaus ist der Dinkel gegen Umwelteinflüsse besonders stabil, wie z. B. extreme Hitze oder Kälte, Feuchtigkeit oder Trockenheit. Alle anderen Getreidearten bilden unter diesen Einflüssen allergieauslösende Eiweiße (»stress-related proteins«). Durch diesen nicht zu unterschätzenden Vorteil ist der biologisch angebaute Dinkel bei Lebensmittelallergien besonders geeignet.

Die BSE-Krise hat uns allen deutlich die Grenzen der Massentierhaltung und des Wahnsinns der Überproduktion gezeigt. Schon sitzt die Lebensmittelindustrie in den Startlöchern, um mit künstlich hergestellten »Designer-Foods« die nächste Krise auszulösen. Wir verwenden seit 50 Jahren in der Hildegard-Küche den Dinkel, der in 90 % aller Fälle für unsere Heilerfolge verantwortlich ist.

2 Beschwerden und ihre Behandlung

Hildegard ordnet in ihren Werken zur Heilkunde alle Erkrankungen in ein Schema, in das sich auch moderne Krankheiten problemlos einordnen lassen. Für die Diagnose braucht ein Hildegard-Arzt deshalb keinen großen technischen Aufwand.

Auch Sie selbst können Alltagsbeschwerden auf Basis der Symptome selbst behandeln. Bei der richtigen Auswahl aus den 2000 von Hildegard beschriebenen Mitteln kann Ihnen das folgende Beschwerden-Abc helfen.

Grenzen der Selbstbehandlung

Die folgend empfohlenen Heilmittel und Methoden wurden in den letzten 30 Jahren in den Praxen von Dr. Hertzka und mir erprobt. Mit ihnen ist eine Selbstmedikation sinnvoll, wirksam und unbedenklich. Wenn Sie sich jedoch unsicher fühlen oder Ihre Beschwerden nicht innerhalb von 4 Wochen nach Beginn der Selbstbehandlung besser werden oder verschwinden, sollten Sie einen Arzt oder Heilpraktiker aufsuchen. In allen akuten Notfallsituationen, bei Durchfallerkrankungen mit Blut und Schleim sowie bei Infektionskrankheiten mit hohem Fieber müssen Sie sofort einen Arzt zu Rate ziehen. Die angegebenen Mittel können auch begleitend zur ärztlichen Behandlung eingenommen werden. Informieren Sie Ihren Arzt!

Beschwerden von A bis Z

So wird's gemacht: Vergleichen Sie Ihre Beschwerden mit den bei jedem Beschwerdebild beschriebenen Symptomen. Nur bei Übereinstimmung sollten Sie die empfohlenen Heilmittel einsetzen. Die Seitenverweise führen Sie jeweils zu einer genauen Beschreibung der Heilmethode oder einem Rezept.

Abszess
Eiteransammlung unter der Haut. Der Entzündungsherd ist hart, gerötet und schmerzhaft.
- Eisenkraut-Kompresse (Seite 120).

Abwehrschwäche/Praecancerose
Frühwarnsignal: Herzbeschwerden, ohne organischen Befund, Magen-Darm-Beschwerden, Aufstoßen, Schluckauf, Sodbrennen, kolikartige Bauchschmerzen, rheumatoide Schmerzen, Erkältungsanfälligkeit
- Wasserlinsen-Elixier (Seite 112).

Akne
Verstopfung der Hauttalgdrüsen durch Talg, oft mit zentralem schwarzem Fleck, dem Mitesser.
- Melaleukaöl (Seite 115).

Asthma
Erstickungsanfälle mit Atemnot.
- Hirschzungen-Elixier (Seite 103).

Augenbrennen
Rötung der Bindehaut.
- Einfache Rebtropfen (Seite 115).

Augenschwäche
a) Nervös oder durch Überanstrengung bedingter Verlust der Sehfähigkeit in der Nähe und der Ferne ohne organischen Befund; b) altersbedingte Augenlinsentrübung, grauer Star (Katarakt).
- a) Wermut-Trank (Seite 113); b) Wiesengrün-Wasser-Behandlung (Seite 125), Goldtopas-Wein (Seite 84).

Ausfluss (Fluor albus)
Ausfließendes Scheidensekret (im Slip sichtbar), meist ohne krankhafte Bedeutung.
- Wermut-Trank (Seite 113), Rainfarnpulver (Seite 110).

Auswurf (Sputum)
Schleim aus Nase, Rachen, Bronchien, Lunge; vor allem bei Katarhen der Atmungsorgane.
- Rainfarnpulver (Seite 110).

Bindegewebszyste
Einlagerungen im Bindegewebe. Knotige Einlagerungen in Haut und Brust ärztlich überwachen lassen.
- Fasten (Seite 80), anschließend: Diät mit Dinkel (Seite 97), Obst und Gemüse. Generell: Einschränkung von tierischem Eiweiß und Fett
- Wasserlinsen-Elixier (Seite 112), Einreibung mit Veilchencreme (Seite 117), Amethyst (Seite 82)
- Aderlass (Seite 90)
- Hildegard-Psychotherapie (Seite 84).

Blähungen
Verdauungsstörungen als Folge von gestörter Darmflora.
- Darmsanierung (Seite 31)
- Galgant (Seite 101)
- Rainfarnsuppe (Seite 111)
- Tannencreme (Seite 117).

Bluterguss
→ Hämatom (Seite 36)

Bluthochdruck
Werte über 120/180 mm Hg als Folge von Hormonstörungen der Nebenniere, Arteriosklerose oder seelischer Belastung.
- Fasten (Seite 80)
- Wermut-Trank (Seite 113)
- Kleine Herzkur: 1 Tablette Galgant (Seite 101), danach 1 Likörglas Petersilien-Honig-Trank (Seite 109), eventuell verstärkt mit 30 Tropfen Crataegutt forte (homöopathische Weißdorntropfen, aus der Apotheke)
- Aderlass (Seite 90), Nierenmassage (Seite 122)
- Bei Kopfschmerz: Tannencreme (Seite 117).

Brechreiz
Natürliche Entgiftungsreaktion des Körpers auf chemische Arzneimittel, Giftstoffe in Lebensmitteln oder als Reaktion auf Fremdeiweiß bei Schwangerschaft.
- Bibernell-Mischpulver (Seite 96)

Bronchitis
Auswurf, Rasseln, Pfeifen mit Hustenreiz und Atemnot wegen Schleimhautentzündung infolge Erkältung.

- Wermutöl (Seite 118)
- Chronisch: Hirschzungen-Elixier (Seite 103).

Brustdrüsen-Entzündung (Mastitis)
Schmerzhafte, aber gutartige zystische Entzündung der Brust infolge Hormonregulationsstörungen.
- Eisenkraut-Kompresse (Seite 120), Veilchencreme (Seite 117).

Colitis (Dickdarmentzündung)
Dickdarmentzündung mit kolikartigen Bauchschmerzen und häufiger fetthaltiger und blutiger Stuhlentleerung. Folge von seelischer Überbelastung.
- Fasten (Seite 80)
- Anschließend: Dinkel-Diät (Seite 80)
- Mutterkümmel-Ei-Granulat (Seite 108)
- Aderlass (Seite 90)
- Hildegard-Psychotherapie (Seite 84).

Darmreinigung, Darmsanierung
Bei Verdauungsstörungen, Blähungen, Wechsel von Durchfall und Verstopfung, geschädigter Darmflora durch Medikamente, Küchengifte.
- Ansiedlung physiologischer, körpereigener Darmbakterien (muss vom Arzt oder Heilpraktiker unter mikrobiologischer Kontrolle durchgeführt werden)
- Dinkelkost (Seite 97)
- Bärwurz-Birnen-Honig (Seite 95), Flohsamen (Seite 101), Wermut-Trank (Seite 113).

Darmschleimhautentzündung
→ Colitis (siehe oben)

Depression
Stimmungstief durch Fehlernährung und seelische Ursachen.
- Bei Nahrungsmitteldepression: Fasten (Seite 80), Aronstabwurzel-Wein (Seite 95), Hildegard-Psychotherapie (Seite 84), Dinkeldiät (Seite 80)
- Bei seelischen Ursachen: Antimelancholika wie Dinkel (Seite 97), Flohsamen (Seite 101), Fenchel (Seite 64/100f.), Muskat-Zimt-Nelken-Kekse (Seite 107), gelöschter Wein (Seite 52), Aronstabwurzel-Wein (Seite 95) gegen die akute Stimmungslage; langfristig: Hildegard-Psychotherapie (Adressen, Seite 131).

Diabetes
Stoffwechselerkrankung mit Anstieg des Blutzuckers, Alarmzeichen: Durst, Harndrang, Gewichtsverlust, Schwäche, schlecht heilende Wunden.
- Fasten (Seite 80)
- Anschließend: Dinkelkörnerkost (Seite 97)
- Hirschzungen-Elixier (Seite 103)
- Aderlass (Seite 90).

Durchblutungsstörungen
Altersbedingt Kribbeln und Krämpfe in Händen und Beinen; Thrombose, Emboliegefahr und Gangrän (sichtbarer Gewebsuntergang der Zehen) infolge von Arteriosklerose; unregelmäßiges Hinken, Schaufenster-Krankheit, Nacht- und Ruheschmerz der Beine.
- Dinkeldiät (Seite 80)
- Galgant (Seite 101), Edelkastanien (Seite 98)
- Aderlass (Seite 90), Dachsfell (Seite 119)
- Absolutes Rauchverbot, viel Bewegung

Durchfall
Dünnflüssige und häufige Entleerung des Darms durch Küchengifte, Lebensmittelvergiftung, Krankheitserreger, Angst, Aufregung oder Rohkost.
• Mutterkümmel-Ei-Granulat (Seite 108).

Dysmenorrhoe (Periodenschmerzen)
Scharfe, intensive Schmerzen (über 1 bis 3 Tage) durch Krämpfe der Gebärmutter ausgelöst.
• Fleisch, fetten Käse, Eier und Milchprodukte reduzieren
• Galgantwurzel-Wein (Seite 102).

Eiterung
Natürliche Abwehrmaßnahme des Körpers gegen Bakterien, Giftstoffe oder Fremdstoffe, die sich als Furunkel oder Abszesse nach außen entleeren.
• Eisenkraut-Kompresse (Seite 120).

Ekzem
Allergisch bedingte Hautveränderungen, die jucken, nässen, eitern, Schuppen, Blasen oder Schrunden bilden.
• Flohsamen-Wein (Seite 101), Rote-Bete-Salat mit Dinkelmehlsoße und Quendel (Seite 110)
• Maulbeerblätter-Kompressen und -Bäder (Seite 121)
• Bei nässenden Ekzemen: Leinsamen-Kompressen (Seite 121).

Energielosigkeit
Kennzeichen: chronische Müdigkeit, häufige Heiserkeit und Muskelschmerzen, Lymphdrüsenschwellung, Verdauungsstörungen, Pilzbefall, Kopfschmerzen, Konzentrationsstörungen und Depressionen.

- Fasten (Seite 80), danach Dinkel, Obst und Gemüse
- Wasserlinsen-Elixier (Seite 112), Muskat-Zimt-Nelken-Kekse (Seite 107), Aderlass (Seite 90).

Erkältung (s. a. Grippe)
Häufig wiederkehrende Virusinfektionen infolge von Immunschwäche.
- Andorn-Kräutermischung (Seite 94)
- Bei Vorbeugung: Wermut-Trank (Seite 113)
- Bei Kopfschmerz: Edelpelargonien-Mischpulver (Seite 98)
- Im chronischen Fall: Wasserlinsen-Elixier (Seite 112).

Facialislähmung
Gesichtslähmung nach Ausfall der Gesichtsnerven infolge chronischer Entzündung der Nebenhöhlen.
- Jaspisscheibe (Seite 83)
- Bei Kopfschmerz: Rosen-Olivenöl (Seite 118).

Fieber
Heilende Abwehrreaktion des Körpers gegen Bakterien, Viren oder Gifte. Fieber als Symptom nicht unterdrücken. Kinder bekommen dank ihrer Lebenskraft oft und leicht Heilfieber.
- Himbeerwasser mit Galgant (Seite 101), Akelei-Urtinktur (Seite 93), Meisterwurz-Wein (Seite 106).

Fisteln
→ Abszesse (Seite 28)

Flecken im Gesicht
Altersflecken, Pigmentstörungen
- Amethyst (Seite 82), Veilchencreme (Seite 117).

Furunkel
Akut eitrige Infektion einer Haarwurzeldrüse, meistens mit Staphylokokken.
- Eisenkraut-Kompresse (Seite 120).

Gastritis (Magenschleimhautentzündung)
Schleimhautentzündung des Magens durch vermehrte Gallensäurenbildung.
- Dinkeldiät (Seite 80)
- Muskatellersalbei-Trank (Seite 106)
- Fencheltabletten (Seite 101)
- Alkohol- und Rauchverbot
- Bei Infektion mit dem Erreger Helicobacter pylori: Fenchel-Galgant-Tabletten (Seite 101) und hochdosiertes natürliches Vitamin C (Acerola-Taler).

Gehirnerschütterung
nach Unfall mit Übelkeit und Erbrechen sowie ungleichmäßigen Pupillen-Öffnungen (Links-rechts-Vergleich)
- Bei Kopfschmerz: Hirschzungenfarn-Pulver (Seite 103).

Grippe (s. a. Erkältung)
Fiebrige Infektion mit Muskelschmerzen, Husten, Schnupfen, Heiserkeit, leichtem Fieber, Zerschlagenheitsgefühl, Schweißausbrüchen, Kopfschmerzen. Sofort ins Bett und eine Woche auskurieren, um Spätfolgen zu verhüten.
- Wermutöl (Seite 118)
- Bei Kopfschmerz: Edelpelargonien-Mischpulver (Seite 98)
- Bei Fieber: Galgant in Himbeerwasser (Seite 101)
- Zur Vorbeugung: Wermut-Trank (Seite 113), Goldkur (Seite 102).

Halsweh
Heiserkeit, Husten durch Virusinfektionen infolge von Abwehrschwäche.
- Andorn-Kräutermischung (Seite 94).

Hämatom
Bluterguss infolge von Schlag oder Unfall.
- Amethyst (Seite 82), Veilchencreme (Seite 117).

Hautausschlag
→ Ekzem (Seite 33)

Hautgeschwür
→ Abszess, Furunkel (Seiten 28, 35)

Hautinfektion
Ausschlag und Pustelbildung durch Bakterien, Viren oder Pilze.
- Eisenkraut-Kompressen (Seite 120).

Hautpilz
Juckreiz und Ekzeme durch chronische Hefepilzinfektion des Darmes oder Übertragung im Schwimmbad.
- Melaleukaöl (Seite 115).

Hautverbrennung
→ Verbrennung (Seite 56)

Heiserkeit
- Königskerzen-Fenchel-Wein (Seite 104).

Herdbeseitigung
Vereiterte Zähne, Narbenschmerzen
- Wermut-Eisenkraut-Wein (Seite 113), Veilchencreme (Seite 117).

Herpes zoster
Bläschenbildung und Juckreiz an Lippen, Geschlechtsteilen, Gürtellinie oder im Kopfbereich durch Virusinfektion.
- Galgantwurzel-Wein (Seite 102).

Herzschwäche (Herzinsuffizienz)
Atemnot, Schwindel, Kreislaufschwäche, Herzschmerzen, Wassereinlagerungen in den Knöcheln (Ödeme) durch schlecht auskurierte Virusinfektionen, Ernährungsfehler (Küchengifte und Rohkost), Bewegungsmangel oder seelische Schwäche.
- Galgant (Seite 101), Edelpelargonien-Mischpulver (Seite 98), Petersilien-Honig-Trank (Seite 109)
- Hildegard-Psychotherapie (Seite 84).

Heuschnupfen
Niesreiz, Juckreiz, Augenbrennen, Nasensekret und asthmaartige Erstickungsanfälle durch Überempfindlichkeit auf pflanzliche Eiweißstoffe (Pollen).
- Dinkel-Obst-Gemüse-Kost (Seiten 61-72)
- Hirschzungen-Elixier (Seite 103), Fenchel-Dill-Kräuter (Seite 99)
- Jaspis-Olive (Seite 83), Schröpfen (Seite 90).

Hitzewallungen
Plötzliche Hitzeschübe, Nachtschweiß und Schweißausbrüche durch Infektionskrankheiten oder Hormonregulationsstörungen im Klimakterium.

- Hildegard-Fasten (Seite 80)
- Weinraute (Seite 112)
- Aderlass (Seite 90).

Husten
Einfacher Husten, Hustenreiz.
→ Pseudokrupp (Seite 50),
→ Keuchhusten (Seite 39)
- Edelpelargonien-Mischpulver (Seite 98), Andorn-Kräutermischung (Seite 94), Rainfarnpulver (Seite 110)
- Bei Schmerzen: Wermutöl (Seite 118)
- Bei Kleinkindern: Wermutöl (Seite 118)
- Wenn besonders hartnäckig: Meerrettich-Galgant-Mischung (Seite 105).

Insektenstich
Brennende Stichstelle mit Hautrötung.
- Wegerichsaft-Urtinktur (Seite 124)
- Ebenso erfolgreich: einen Achatstein anfeuchten und über die Einstichstelle streichen
- Bei Allergie: Galgant-Tablette (Seite 101) einnehmen, gegebenenfalls nach 5 Minuten nochmals, um die allergischen Reaktionen (Herzklopfen, Herzrasen, anaphylaktischen Schock) zu vermeiden.

Juckreiz
Bei Allergien oder Verdauungsstörungen. Meist eine Entgiftung über die Haut, bei der juckreizauslösende Gallensäure ausgeschieden wird.
- Speisemohn (Seite 112)
- Leinsamen-Kompressen (Seite 121)
- Bei Allergien: Flohsamen-Wein (Seite 101).

Katarrh
Erkältungsanfälligkeit durch Abwehrschwäche
- Edelpelargonien-Mischpulver (Seite 98), Andorn-Kräutermischung (Seite 94), Rainfarnpulver (Seite 110)
- Zur Vorbeugung: Wermut-Kur (Seite 113), Goldkur (Seite 102)
- Bei Schwerhörigkeit: Jaspis-Ohrolive (Seite 83).

Kehlkopfentzündung
Schmerzen, Heiserkeit, Fieber, ständiges Überschnappen der Stimme, verursacht durch Virusinfektionen, Luftverschmutzung, Tabakrauch.
- Königskerzen-Fenchel-Wein (Seite 104), Wasserlinsen-Elixier (Seite 112), Andorn-Rahmsuppe (Seite 94).

Keuchhusten (trocken)
Krampfartige Hustenanfälle durch Infektion mit Haemophilus pertussis.
- Pflaumenkern-Kur (Seite 109), Rainfarnpulver (Seite 110).

Klimakterische Beschwerden
Schweißausbrüche (auch nachts), Hitzewallungen, Stimmungsschwankungen, Lustlosigkeit, trockene faltige Haut, trockene Vaginalschleimhaut durch chronischen Stress, der sich über viele Lebensjahre aufgebaut hat. Dadurch sind die Nebennieren hormonell »erschöpft« (Östrogenmangel).
- Hildegard-Fasten (Seite 80)
- Aronstabwurzel-Wein (Seite 95).

Kopfschmerzen
Kopfschmerzen können viele Ursachen haben: Nebenwirkung chemischer Arzneimittel, Küchengifte (Seite 16), Aufregung,

Ärger, Sorge und Stress sowie Virusinfektionen. Die Anfälle beginnen meist nach dem Stress, vorzugsweise am Wochenende oder in den Ferien.
- Bei Diätfehlern: Salbei-Butter-Salbe (Seite 116)
- Bei Grippe oder Erkältung: Edelpelargonien-Mischpulver (Seite 98)
- Bei Durchblutungsstörungen: Edelkastanien (Seite 98)
- Bei Stirnhöhlenentzündung, Neuralgien, Nebenhöhlenentzündungen: Veilchencreme (Seite 117)
- Als Folge von Ohrenbeschwerden oder Nasennebenhöhlen-Entzündung: Ölige Rebtropfen (Seite 115)
- Bei Facialislähmung (Seite 34), Verspannung der Halswirbelsäule, Kopfschmerzen durch Verkalkung: Rosen-Olivenöl (Seite 116)
- Bei Unfallfolgen, Gehirnerschütterung, posttraumatischen Zuständen: Hirschzungenfarn-Pulver (Seite 103)
- Bei Migräne, halbseitigen Kopfschmerzen mit Übelkeit, Erbrechen und Sehstörungen: Darmsanierung (Seite 31) und Bärwurz-Birnen-Honig (Seite 95)
- Bei Migräne durch Leber-, Milz-, Magen- oder Darmleiden: Darmsanierung (Seite 31) und Apfelknospenöl (Seite 114).

Konzentrationsschwäche
Folge von geschwächtem Abwehrsystem, Fehlernährung, seelischen und körperlichen Schwächezuständen.
- Wasserlinsen-Elixier (Seite 112), Muskat-Zimt-Nelken-Kekse (Seite 107), süße Mandelkerne (Seite 72).

Krätze (Skabies)
Juckende Hautkrankheit, die von auf der Haut lebenden Krätzmilben hervorgerufen wird.

- Pulver der wilden Minze (Seite 125)
- Maulbeerblätter (Seite 121).

Kurzatmigkeit
Sauerstoffmangel infolge von Herzinsuffizienz.
- Galgant (Seite 101), Petersilien-Honig-Trank (Seite 109), Meerrettich-Galgant-Mischung (Seite 105).

Lebensmittelallergie
Juckreiz, Hitzegefühl, Kribbeln in der Nase durch Allergie auf Milcheiweiß, Eigelb, Weizen und Soja sowie belastete Lebensmittel.
- Darmsanierung (Seite 31)
- Dinkelkost (Seite 97).

Lungenentzündung (Pneumonie)
Fieber, Schüttelfrost, Schweißausbrüche, Kopfschmerzen, Erbrechen durch Infektion mit Bakterien, Viren oder durch Pilzinfektion des Lungengewebes.
- Drei-Tage-Fieberdiät (Seite 79)
- Meisterwurz-Wein (Seite 106).

Lymphknotenschwellung
Natürliche Schwellung der Lymphknoten zum Zwecke der Entgiftung von Infektions- und Eiterherden.
- Wasserlinsen-Elixier (Seite 112)
- Veilchencreme (Seite 117)
- Aderlass (Seite 90)
- Bei Infektion: Eisenkraut-Kompressen (Seite 120).

Magen- und Darmgeschwüre
Sodbrennen, Aufstoßen, Schmerzen beim Essen (Magen-

geschwür) oder im nüchternen Zustand (Zwölffingerdarm-geschwür) durch geschwürhafte Veränderung der Magen-Darm-Schleimhaut. Ursachen: Nikotin, Alkohol, chemische Arzneimittel und Stress.
- Fencheltabletten (Seite 100)
- Muskatellersalbei-Trank (Seite 106)
- Dinkel-Habermus mit Edelkastanien, Süßholz und Engelsüß (Seite 96).

Magenentzündung
→ Gastritis (Seite 35)

Magengeschwür
Sofort Schmerzen beim Essen (im Gegensatz zum Zwölffingerdarmgeschwür mit Nüchternschmerz, der durch Essen vergeht).
- Fencheltabletten (Seite 100)
- Fenchel-Galgant-Tabletten.

Masern
Sehr ansteckende Virusinfektion, Übertragung durch Tröpfchen. Charakteristischer Masern-Hautausschlag mit kleinen roten Flecken, eventuell Komplikation mit Herzschwäche, Hirnhautentzündung und Tbc (zum Arzt!). Wegen Ansteckungsgefahr Isolation und strenge Bettruhe. Masernviren reagieren nicht auf chemische Medikamente, daher Immunstimulation durch Hildegard-Heilmittel.
- Drei-Tage-Fieberdiät (Seite 79)
- Galgant (Seite 101)
- Meisterwurz-Wein (Seite 106)
- Akelei-Urtinktur (Seite 93).

Mastopathie
Brustschwellung mit Spannungsgefühl durch Stauung von Brustdrüsensekret zurzeit der Menstruation. Auf Druck auch schmerzhafte Knoten, die nach der Monatsblutung innerhalb von einer Woche wieder verschwinden.
- Hirschzungen-Elixier (Seite 103)
- Veilchencreme (Seite 117)
- Aderlass (Seite 90).

Migräne
→ Kopfschmerzen (Seite 39)

Mittelohrentzündung
Hohes Fieber, bohrende Schmerzen durch Entzündung der Schleimhäute des Mittelohrs infolge Tubenkatarrh oder eitriger Mittelohrentzündung.
- Dinkelkost (Seite 97)
- Obst und Gemüse (Seite 63 ff.)
- Ölige Rebtropfen (Seite 115).

Morbus Crohn (Entzündung des Dünndarms)
Schmerzen, Fieber, Durchfall und Gewichtsverlust durch ständig wiederkehrende Entzündung des Dünndarms. Seelische Ursachen oder Arzneimittelvergiftung mit Zerstörung der Darmflora.
- Durchfalldiät nach Dr. Hertzka (Seite 78)
- Darmsanierung (Seite 31)
- Mutterkümmel-Ei-Granulat (Seite 108).

Mumps
Sehr ansteckende Virusinfektion mit hohem Fieber, Entzündung der Ohrspeicheldrüse und Schwellung der Lymphknoten

unterhalb der Ohrläppchen. Komplikationen bei Männern: Hodenatrophie (Schrumpfung der Hoden), Unfruchtbarkeit.
- Strenge Bettruhe
- Galgant-Himbeerwasser (Seite 101), Wasserlinsen-Elixier (Seite 112), Akelei-Urtinktur (Seite 93).

Mund- und Körpergeruch
Durch Verdauungsstörung produzierte Fäulnisgase gelangen über das Blut in Lunge und Haut. Sie werden dort ausgeatmet beziehungsweise ausgedünstet.
- Fenchel-Tabletten, Fenchelsamen (Seite 100), Salbeiwein (Seite 111)
- Darmsanierung (Seite 31).

Myom
Gutartiger Tumor ohne Beschwerden, der um die Gebärmutter oder in ihr wächst. Folge hormonhaltiger Arzneimittel oder der Spirale, von Hormonumstellung im Klimakterium, Sorgen, Kummer, Stress, ungesunder Lebensweise, schlechter Ernährung sowie schlechter Abwehrlage.
- Umstellung der Ernährung auf Dinkel (Seite 97), Obst und Gemüse; Vermeiden von Küchengiften (Seite 16) und Rohkost, von zu viel Fleisch, fettem Käse und Milchprodukten.
- Wasserlinsen-Elixier (Seite 112)
- den Unterleib mit Veilchencreme (Seite 117) einmassieren, Hormonregulation durch Aderlass (Seite 90).

Nachtschweiß
Zeichen einer schweren Krankheit oder von Hormonstörungen.
- Fenchel-Mischpulver (Sivesan, Seite 100), Weinraute (Seite 112), Salbei-Wein (Seite 111).

Nagelbettmykose (Pilzbefall)
Durch Pilzinfektion deformierte Finger- und Zehennägel.
- Melaleukaöl (Seite 115).

Nagelbettvereiterung (Panaritium)
Infektion des Nagelbettes mit klopfenden Schmerzen. Kann Blutvergiftung auslösen.
- Eisenkraut-Kompresse (Seite 120).

Narbenbehandlung nach Operationen
Jede Narbe ist ein Störfeld, das die Energieströme des Nervensystems unterbricht.
- Veilchencreme (Seite 117).

Nebenhöhlen-Entzündung (Sinusitis)
Entzündung der Nasenschleimhaut infolge Eiweißallergie oder Infektion. Bei chronischem Verlauf ist Zystenbildung möglich.
- Andorn-Kräutermischung (Seite 94)
- Fenchel-Dill-Räucherung (Seite 99)
- Bei Kopfschmerz: Veilchencreme (Seite 117)
- Chronisch: Rainfarnpulver (Seite 110).

Nervenschwäche (Neurasthenie)
Appetitverlust, Konzentrationsmangel bis zum Zusammenbruch, Stimmungsschwankungen, Organstörungen, Kopfschmerzen und sexuelle Störungen durch Degeneration des Nervensystems. Ursachen: Entzündungen, Virusinfektionen, Toxine (Seite 134), chemische Arzneimittel, Alkohol, Nikotin, aber auch seelische und körperliche Überbelastung.
- Hildegard-Fasten (Seite 80)

- Anschließend Dinkelkost (Seite 97), Aronstabwurzel-Wein (Seite 95), Appetitanregung mit Galgant (Seite 101), Pfeffer und Ingwer (Seite 73)
- Zypressenbad (Seite 126)
- Guter Schlaf, Bewegung in Waldluft.

Neuralgie
(Facialis- und Trigeminus-Neuralgie, Ischialgie)
Neuralgie: Erkrankung der Nebenhöhlen, Augen und Ohren mit unerträglichen Schmerzen. Ischialgie: in die Beine bis zu den Zehen einschießende Schmerzen durch verschobene Bandscheiben oder Wirbelkörper, die auf den Ischiasnerv drücken.
- Galgantwurzel-Wein (Seite 102), Kalbsfußbrühe (Seite 104)
- Weizen-Packung (Seite 125), Wermutöl (Seite 118), ölige Rebtropfen (Seite 115), Rosen-Olivenöl (Seite 116)
- Jaspisscheibe (Seite 83)
- Bei Kopfschmerzen: Veilchencreme (Seite 117).

Nervöse Magen-Darm-Leiden
Belegte schmutzig gelbe Zunge, pappiger Mundgeschmack, übler Mundgeruch, Magenverstimmung, Magenkrämpfe und nervöse Verdauungsstörungen durch seelische Probleme oder Stress. Oft sind auch Herdinfekte von chronisch entzündeten Mandeln, Zähnen, Nebenhöhlen oder etwa der Gallenblase verantwortlich.
- Herdbeseitigung durch Aderlass (Seite 90)
- Dinkelkost (Seite 97)
- Darmsanierung (Seite 31)
- Tannencreme (Seite 117)
- Viel Bewegung
- Psychotherapie (Seite 84).

Neurodermitis
Allergische Erkrankung mit trockenen Hautflecken um Armbeugen, Achselhöhlen, Kniekehlen, Leistengegend, hinter den Ohren mit starkem Juckreiz.
- Dinkelkur (Seite 80) bis zu 6 Monaten. Alle Küchengifte (Seite 16) weglassen. Milchprodukte sind nur anfangs kritisch und zu meiden.
- Gegen Juckreiz: Speisemohn (Seite 112) und Leinsamen-Kompressen (Seite 121).
- Maulbeerbäder, Maulbeerkompressen
- Flohsamen-Wein

Nierenschwäche
Strohfarbene Gesichtsfarbe, Wasseransammlung in den Beinen, wässriger und farbloser Urin, Eiweiß und Blut im Urin, Sehstörungen, chronische Herzschwäche, Urämie oder Bluthochdruck; Ursachen: mangelhafte Durchblutung oder chronische Nierenentzündung.
- Dinkelgrießsuppe
- Herdbeseitigung durch Aderlass (Seite 90)
- Dachsfell (Seite 119)
- Rautensalbe zur Nierenmassage (Seite 122).

Ohrenschmerzen
Pochende Schmerzen durch Nasen-Nebenhöhlen-Entzündungen (Mittelohr und Rachenraum sind durch die Eustachische Röhre miteinander verbunden).
- Ölige Rebtropfen (Seite 115). Dieses Mittel hilft sogar bei beginnendem Tinnitus.

Ohrgeräusche (Tinnitus)
Klingen, Sausen, Rauschen in Ohren und Kopf infolge Durch-

blutungsstörungen im Innenohr. Ursachen: Fehlernährung, Medikamente, Probleme der Halswirbelsäule, Lärmstress (wie Discomusik) oder Bluthochdruck. Gleichzeitig immer Stoffwechselstörungen.
- Dinkelkost (Seite 97)
- Galgant (Seite 101)
- Schröpfen (Seite 90)
- Aderlass (Seite 90)
- Hildegard-Musik (Seite 88)
- Bei Schwerhörigkeit: Jaspis-Ohrolive (Seite 83).

Operationsnarben
Narben sind Störfelder, die die Nervenströme unterbrechen.
- Veilchencreme (Seite 117).

Osteoporose
Brüchigwerden der Knochen durch Mineralienmangel wegen Hormonregulationsstörungen (auch in fortgeschrittenem Alter), besonders nach Behandlung mit Cortison oder mit entzündungshemmenden Medikamenten.
- Natürliches Calcium über eine Kost aus Dinkel (Seite 97), Gemüse (Bohnen, süße Mandeln, Kichererbsen, Fenchel), Früchten (Brombeeren, Himbeeren, Orangen), Kräutern (Petersilie, Schnittlauch) und Buttermilch; wöchentlich 1- bis 2-mal Kalbsfußknochenbrühe (Seite 104); Bertram (Seite 73): als Resorptionsmittel für die natürliche Mineralien-Aufnahme aus den Lebensmitteln.
- Bewegungsprogramm mit Tanzen (Seite 88) und Wandern, Fahrradfahren und Laufen, Baden und Schwimmen im mäßigen Sonnenlicht.

Parodontose
Chronisch fortschreitender Zahnfleischschwund mit Zahnfleischbluten, Lockerung der Zähne, Blutverlust.
- Regelmäßige Entfernung von Zahnstein (Zahnarzt)
- Rebaschenlauge (Seite 122).

Periodenschmerz
→ Prämenstruelle Beschwerden (Seite 43)

Phantomschmerz nach Zahnbehandlung
Zahnschmerzen durch beim Zähneziehen oder Bohren verletzte oder gereizte Nerven.
- Wermut-Eisenkraut-Wein (Seite 113).

Pickel
→ Akne (Seite 28)

Polyp
Wucherung der Schleimhaut. Nach operativer Entfernung ist eine Neubildung wahrscheinlich.
- Dinkeldiät (Seite 80), Wasserlinsen-Elixier (Seite 112), Akelei-Urtinktur (Seite 93)
- Aderlass (Seite 90)
- Viel Bewegung.

Prämenstruelle Beschwerden (Periodenschmerz)
An die 100 Symptome, zum Beispiel Wasseransammlungen, Spannungen in der Brust, Kopfschmerzen, Migräne, Rückenschmerzen, geringe Libido, Durchfall oder Verstopfung, Ohnmachtsneigung, Nervosität, Depressionen, Angst, Zerstreutheit, Unterleibsschmerzen, Krämpfe. Machen sich bereits einige Tage vor der Regelblutung bemerkbar.

- Verzicht auf Cola, Kaffee, Zucker, zu viel Salz
- Aderlass (Seite 90) beseitigt Hormonstörungen.
- Schmerzhafte Menstruation: Weinraute (Seite 112)
- Krämpfe, Darmkoliken: Mutterkraut-Suppe (Seite 107)
- Verhaltener Monatsfluss, aussetzende Menstruation: Liebstöckel-Dotter-Suppe (Seite 105)
- Zum Wiedereinstellen des Zyklus nach den Mondphasen: Liebstöckel-Dotter-Suppe (Seite 105).
- Mutterkraut

Prellung
Bluterguss und Schmerzen durch stumpfe Verletzungen oder Stoß.
- Amethyst (Seite 82)
- Veilchencreme (Seite 117)
- Leinsamen-Kompressen (Seite 121).

Pseudokrupp (falscher Krupp)
Heiserkeit, bellender Krampfhusten, eingeengte Atemwege mit Atemnot, leichtes Fieber bei Kleinkindern, durch Atemwegsinfektion, Grippeviren, Luftverschmutzung (Ozon), seelisch bedingt oder wenn Entzündungsprodukte nicht abgehustet werden können.
- Galgant (Seite 101), Rainfarnpulver (Seite 110), Pflaumenkern-Kur (Seite 109)
- Wermutöl (Seite 118).

Quetschung
Nach Unfall.
- Veilchencreme (Seite 117)
- Schafgarbenblätter/-pulver (Seite 123).

Rachenentzündung (Pharingitis)
Rötung, Schwellung und Schmerzen an entzündeter Rachenschleimhaut, Hustenreiz, Räusperzwang mit Lymphknotenschwellung.
Als Ursachen kommen in Frage: Virusgrippe, überstrapazierte Stimme, Rauchen.
- Andorn-Rahmsuppe (Seite 94)
- Wasserlinsen-Elixier (Seite 112)
- Warme Füße mit Dachssocken (Seite 119).

Reisekrankheit
Übelkeit, Erbrechen, Schwindelgefühl durch Fliegen oder Autofahren (Reizung des Gleichgewichtszentrums).
- Bibernell-Mischpulver (Seite 96)
- Schnell wirksam: Fenchel-Galgant-Tablette.

Roemheld-Syndrom
Symptomenkomplex nach zu viel Essen und Trinken, mit Blähungen, Zwerchfellhochstand, Herzschmerzen oder Gallenkolliken.
- Galgant (Seite 101).

Röteln (Rubeolen)
Kopfschmerzen, Schnupfen, Fieber, Lymphknotenschwellung, rötlicher Hautausschlag durch Virusinfektion. Komplikationen bei Schwangerschaft: Missbildungsgefahr.
- Dinkelkost (Seite 97)
- Galgant-Himbeerwasser (Seite 101)
- Wasserlinsen-Elixier (Seite 112)
- Akelei-Urtinktur (Seite 93)
- Isolierung und Bettruhe.

Salmonellose
Nahrungsmittelvergiftung, meist durch Salmonellen (Bakterien, die den Darm schädigen).
- Ringelblumen (Seite 123).
- Mutterkümmel-Ei-Granulat (Seite 108)

Sanierung von Zahnherden
Chronische Beschwerden sind Ursache für Magen-Darm-Beschwerden, Rheuma, Ischialgien, Neuralgien.
- Wasserlinsen-Elixier (Seite 112), Wermut-Eisenkraut-Wein (Seite 113)
- Herdbeseitigung (Seite 37)
- Aderlass (Seite 90).

Scharlach
Halsbeschwerden, Schluckbeschwerden, Schüttelfrost, hohes Fieber, rötlicher Scharlach-Ausschlag. Infektionskrankheit!
- Meisterwurz-Wein (Seite 106)
- Drei-Tage-Fieberdiät (Seite 79).

Schlaflosigkeit
Folge von Tagesstress, falschen Essgewohnheiten mit zu viel Abendessen, Kaffee, Tee; aber auch durch seelische Ursachen oder Krankheit.
- Entspannung von Geist und Körper durch Schlafhygiene: gutes Buch lesen, Abendspaziergang, Sauerstoff tanken
- Gelöschten Wein: 1 Glas Wein 2 Minuten kräftig abkochen, ein Likörglas Wasser in die Siedehitze gießen, warm schluckweise trinken.
- Mohnsamen in Apfelkompott (Seite 112), Aronstabwurzel-Wein (Seite 95)

- Warme Lavendel- oder Zypressenbäder (Seite 126)
- Hildegard-Musik (Seite 88).

Schleimbeutel-Schwellung
Ausstrahlende Schmerzen durch ständiges Knien, chronische Entzündung mit Anschwellung der Schleimbeutel.
- Amethyst (Seite 82)
- Einreiben mit Veilchencreme (Seite 117).

Schnupfen
Durch Infektion oder allergische Reizstoffe. Komplikationen: Nebenhöhlenentzündung.
- Edelpelargonien-Mischpulver (Seite 98), Rainfarnpulver (Seite 110)
- Schwerer Schnupfen: Fenchel-Dill-Kräuter (Seite 99).

Schwangerschaftserbrechen
Hormonell bedingtes Erbrechen nur während der Schwangerschaft.
- Bibernell-Mischpulver (Seite 96).

Schweißausbrüche
Kreislaufschwäche, Schilddrüsenüberfunktion oder Hormonumstellung in der Pubertät und in den Wechseljahren mit Nachtschweiß.
- Fasten (Seite 80)
- Hirschzungen-Elixier (Seite 103), Fenchel-Mischpulver (Sivesan, Seite 100)
- Aderlass (Seite 90)
- Bei klimakterischen Beschwerden: Weinraute (Seite 112) und Salbei.

Schwellung
→ Prellung (Seite 50)

Schwerhörigkeit
Beeinträchtigung des Hörvermögens unterschiedlicher Ursache.
- Bei plötzlichem Gehörverlust: Gundelreben-Kompresse (Apotheke), Galgant (Seite 101), Schröpfen (Seite 90)
- Bei Katarrh, Kinderkrankheiten, Ohrensausen: Jaspis-Ohrolive (Seite 83).

Sehschwäche
Nachlassen oder Verlust der Sehkraft durch verschiedene Ursachen, etwa durch Nierenschwäche, Arteriosklerose, beginnendem grauem oder grünem Star.
- Einfache Rebtropfen (Seite 115)
- Aderlass (Seite 90)
- Augentraining, Augengymnastik
- Wiesengrün-Wasser-Behandlung (Seite 125)
- Bei beginnendem grauem oder grünem Star mit erhöhtem Augeninnendruck: Topas-Wein (Seite 84).

Seitenstechen
Ausstrahlende Schmerzen von Leber, Galle, Bauchspeicheldrüse, Niere durch vielerlei Ursachen.
- Leinsamen-Kompressen (Seite 121)
- Wermutöl (Seite 118).

Sodbrennen
Brennende Schmerzen durch verstärkte Gallensäureproduktion nach seelischer Erregung.
- Fenchel-Tabletten oder Fenchelsamen (Seite 100)
- Dinkel (Seite 97).

Star, grauer (Katarakt)
Altersbedingte Augenlinsentrübung infolge von Nierenschwäche.
- Fasten (Seite 80)
- Anschließend Dinkelkost (Seite 97)
- Topas-Wein (Seite 84)
- Apfelknospen-Rebtropfen-Kompresse (Seite 114 f.)
- Aderlass (Seite 90)
- Wiesengrün-Wasser-Behandlung (Seite 125)

Stauungsbronchitis
Verschleimung, Rasselgeräusche, Hustenreiz, Bruststiche durch Staulunge infolge von Herzschwäche.
- Brombeer-Elixier (Seite 97)
- Meerrettich-Galgant-Mischung (Seite 105)
- Kleine Herz-Kur: 1 Tablette Galgant (Seite 101), danach 1 Likörglas Petersilien-Honig-Trank (Seite 109), eventuell verstärkt mit 30 Tropfen Crataegutt forte (homöopathische Weißdorntropfen, aus der Apotheke).

Stimmungsschwankungen
Lustlosigkeit, Schwächegefühl, »himmelhoch jauchzend, zu Tode betrübt«
- Hildegard-Fasten (Seite 80)
- Antimelancholika wie Fenchel (Seite 64), Flohsamen (Seite 101), Dinkel (Seite 97), Muskat-Zimt-Nelken-Kekse (Seite 107), gelöschter Wein (Seite 52), süße Mandeln (Seite 72), Wasserlinsen-Elixier (Seite 112), Aronstabwurzel-Wein (Seite 95)
- Aderlass (Seite 90)
- Bei klimakterischen Beschwerden: Aronstabwurzel-Wein (Seite 95)

Stimmverlust
→ Heiserkeit (Seite 36), Pseudokrupp (Seite 50)

Störfeldbeseitigung
→ Herdbeseitigung (Seite 37)

Tennisellbogen (Epicondylitis radialis)
Schmerzhafte ausstrahlende Entzündung am Ellenbogen infolge Überbelastung oder Veränderung an Bandscheiben der Halswirbelsäule.
- Amethyst (Seite 82)
- Einreiben mit Veilchencreme (Seite 117).

Tinnitus
→ Ohrgeräusche (Seite 47)

Tumor-Rezidiv-Prophylaxe
Nach Tumoroperationen, während der Chemotherapie und Bestrahlung.
- Wasserlinsen-Elixier (Seite 112).
- Veilchencreme

Überbein
Zyste mit zähflüssigem Inhalt, ausgehend von Gelenkknorpelgewebe, meistens am Handrücken.
- Amethyst (Seite 82)
- Einreiben mit Veilchencreme (Seite 117)

Verbrennung
- Verbrennung 1. Grad (Rötung, Schwellung, Schmerzen; Sonnenbrand): Dinkelmehl darüber pudern
- Verbrennung 2. Grad (Blasenbildung, Verletzung tiefer

Hautschichten, auch Blutgefäße): Leinsamen-Kompressen (Seite 121)
- Verbrennung 3. Grad (auch das Gewebe ist zerstört und sieht weiß oder verkohlt aus): Leinsamen-Kompressen (Seite 121).

Verdauungsschwäche
Wechsel von Durchfall und Verstopfung infolge von Fehlernährung oder Arzneimittelvergiftung mit Zerstörung der körpereigenen Darmflora.
- Drei-Tage-Fieber (Seite 79)
- Muskatellersalbei-Trank (Seite 106)
- Kopfsalat (Seite 105)
- Darmsanierung (Seite 31)
- Psychotherapie (Seite 84).

Vergiftung (akut und chronisch)
Verdorbene Lebensmittel, Arzneimittel, Alkohol, Pilze.
- Ringelblume (Seite 123) als Kompresse auf den Magen, als Tee trinken. Sofort zum Arzt!

Verletzung
Durch Unfall mit Infektionsgefahr.
- Mit Wein, Oliven- und Rosenöl (Seite 118) die Wunde desinfizieren.
- Schafgarben-Kompresse (Seite 123).

Verspannungen
Nackensteife, Ermüdung, Kopfschmerzen, Rückenschmerzen durch seelisch-nervöse und körperliche Überanstrengung.
- Schröpfen (Seite 90)
- Psychotherapie (Seite 84)

- Bei Kopfschmerz wegen Verspannung der Halswirbelsäule: Rosen-Olivenöl (Seite 116).

Verstopfung
infolge einer gestörten Darmflora durch Fehlernährung, Cortison, Antibiotika, Hormonschäden.
- Fenchelsamen (Seite 100)
- Flohsamen (Seite 100)
- Rainfarnsuppe (Seite 111)
- Dinkelvollkornkost (Seite 97)
- Darmsanierung (Seite 31).

Virusinfektion (Virusfieber, Virusgrippe)
Schnupfen, Husten, Heiserkeit, Fieber über 38 Grad, Schweißausbrüche und Schmerzschübe durch Toxine (Giftstoffe) nach Infektion mit Viren.
- Wasserlinsen-Elixier (Seite 112)
- Galgant in Himbeerwasser (Seite 101)
- Goldkur (Seite 102)
- Aderlass (Seite 90).

Völlegefühl
→ Roemheld-Syndrom (Seite 51)

Vorkrebskrankheit (Praecancerose)
Vor Ausbruch von Krebs, erkennbar an folgenden Symptomen: dauernde Herzschmerzen, Rhythmusstörungen, Herzschwäche, Magen-Darm-Beschwerden; Sodbrennen, Aufstoßen, Blähungen, Magen- bzw. Darmschmerzen, Verstopfung oder Durchfall, dauernd erkältet, Ischialgie, Hexenschuss, Rückenschmerzen, kolikartige Bauchschmerzen.
- Wasserlinsen-Elixier (Seite 115)

Warzen
- Veilchencreme (Seite 117)
- Amethyst (Seite 82)

Windpocken (Varizellen)
Fieber, Hautausschläge, gerötete Pusteln und Bläschen durch Virusinfektion, sehr ansteckend.
- Wasserlinsen-Elixier (Seite 112)
- Akelei-Urtinktur (Seite 93).

Zahnvereiterung
Vereiterte Zähne stellen Herde dar, die durch ständige Abgabe von Toxinen (Giftstoffen) weitere chronische Entzündungen auslösen können.
- Zur Herdbeseitigung und als Alternative zur Behandlung mit Antibiotika: Wermut-Eisenkraut-Wein (Seite 113).

Zahnfleischbluten, Zahnfleischentzündung
→ Parodontose (Seite 49)

Zahnsanierung
Nach Entfernung von Amalgan, Ausleitung von Quecksilber durch bittere Kräuter.
- Wermut-Eisenkraut-Wein (Seite 113).

Zahnschmerzen
Schmerzen durch Reizung der Zahnnerven (auch nach Behandlung) oder durch Entzündung der Wurzelhaut (auch bei nerventoten Zähnen durch Wurzelfüllung).
- Wermut-Eisenkraut-Wein (Seite 113).

Zeckenbiss
Hautrötung, Brennen, anhaftende Zecke.
- Zecke mit Lavendelöl betupfen und mit steriler Pinzette entfernen. Reißt der Kopf ab, vom Arzt entfernen lassen. Stellt sich innerhalb von 3 Tagen ein kreisrunder weißer Fleck um die Bissstelle ein, Bluttest auf Borreliose einholen.
- Bissstelle mit Wegerich-Urtinktur (Seite 124) betupfen und Wundverband mit Eisenkraut-Kompresse (Seite 120) anlegen. 3-mal täglich erneuern.
- Ebenso erfolgreich: einen Achatstein anfeuchten und über die Einstichstelle streichen
- Bei Allergie: Galgant-Tablette (Seite 101) einnehmen, gegebenenfalls nach 5 Minuten nochmals, um allergische Reaktionen zu vermeiden.

Zerrung
Gelenkschwellung und starke Schmerzen durch Verstauchung oder Verrenkung.
- Nicht versuchen, das Gelenk wieder einzurenken, sondern mit einem Stützverband ruhig stellen.
- Bluterguss mit Veilchencreme (Seite 117) und Amethyst (Seite 82) beseitigen.

Zystenbildung in der Brust
Schmerzhafte Knoten bei Stauung und Eindickung des Brustdrüsensekrets zurzeit der Menstruation oder beim Stillen, die aber nach kurzer Zeit von selbst wieder verschwinden.
- Veilchencreme (Seite 117).

3 Die Heilmethoden

Die Häufigkeit von Zivilisationskrankheiten hat viel mit falscher Ernährung und dem Verlust von Wertvorstellungen zu tun. Hier spielen sich die Hilflosigkeit unserer Medizin und die Orientierungslosigkeit unserer Zeit wider. Hildegards ganzheitliche Naturheilkunde nutzt alle Heilkräfte der Natur, was aber letztlich heilt, ist die Lebensenergie, die aus der Quelle Gottes strömt. Mark Twain hat spöttisch dazu gesagt: »Gott heilt und der Arzt schickt die Rechnung.«

Lebensmittel als Heilmittel

Lebensmittel sind die Quellen unserer Energie. Auch wir kennen die Bedeutung richtiger Ernährung, etwa in dem Sprichwort: »*Der Mensch ist, was er isst*«. Doch Hildegard beschreibt mit einer Genauigkeit wie keine andere abendländische Heilkunde die Heilkräfte in den Lebensmitteln, die sie »Subtilitäten« (Seite 130) nennt. Sie bringt ihre Erkenntnisse auf den Nenner: »*Eure Lebensmittel sollen eure Heilmittel sein*«.

In der Hildegard-Küche muss man nicht ein Meisterkoch sein, um mit Gewinn teilzunehmen. Auch wird niemandem nahe gelegt, seine Essgewohnheiten radikal umzustellen. Im Gegenteil, Gewohnheiten sollen ruhig beibehalten, die Ernährung jedoch zunehmend mit Hildegard-Lebensmitteln ange-

reichert werden. Modifizieren und Wandeln steht im Vordergrund. Die Hildegard-Küche ist einfach, ihre Gerichte bringen Ruhe in den Körper.
So wird's gemacht: Setzen Sie Lebensmittel passend zu Ihrer gesundheitlichen Verfassung gemäß den Ratschlägen in den nächsten Abschnitten sinnvoll ein.

Heilkräfte im Getreide

In der Ernährungslehre Hildegards kommt dem Dinkel eine besondere Rolle zu: Nur sehr wenige Mittel werden bei Hildegard von Bingen diätetisch ähnlich hoch geschätzt: *»Der Dinkel ist das beste Getreide, es wirkt wärmend und fettend, ist hochwertig und gelinder als alle anderen Getreidekörner. Wer Dinkel isst, bildet gutes Fleisch. Dinkel führt zu einem rechten Blut, gibt ein aufgelockertes Gemüt und die Gabe des Frohsinns. Egal wie man Dinkel zubereitet – so oder so – als Brot oder als eine andere Speise gekocht, Dinkel ist mit einem Wort leicht verdaulich.«*

Dinkel ist das beste Heilmittel, um den Darm gesund zu erhalten und vor Krankheiten zu schützen: Er schützt vor den ernährungsbedingten chronischen (das heißt unheilbar gewordenen) Zivilisationskrankheiten, zu denen neben Herzinfarkt, Krebs, Schlaganfall und Rheuma auch Nahrungsmittel-Allergien und chronische Magen-Darm-Leiden wie Gastritis, Colitis, Morbus Crohn oder Zöliakie gehören.

Dinkel liefert genügend basische Stoffe wie Kalium, Magnesium, Kalzium, Zink und vieles andere mehr, um den pH-Wert (Seite 129) des Blutes stabil zu halten und den Körper vor Übersäuerung zu schützen. Dinkel sorgt für eine gute Durchblutung, schützt die Schleimhäute, verhindert die Verklum-

pung der Blutkörperchen und beugt damit Thrombose, Embolie und Arteriosklerose vor.
Bereits mit einer Scheibe Dinkelvollkornbrot wird genügend Gallensäure neutralisiert, so dass Sodbrennen und Magenschmerzen verschwinden. Durch Dinkelkost werden die guten Darmbakterien so gut gefüttert, dass sie alles produzieren, was der Mensch zum Leben braucht. Vitamin- und Mineralstofftabletten werden dadurch überflüssig.

Heilende Kräfte im Gemüse

Gemüse sollen in der Hildegard-Medizin nicht als Rohkost verwendet werden, da sie Fäulnisprozesse fördern. Gewürzt oder auf beliebige Weise warm zubereitet, entfalten sie jedoch eine umfangreiche Heilwirkung.

Bohnen – lindern Verdauungsprobleme

Alle Bohnenarten enthalten wertvolle Ballaststoffe, Mineralien und Vitamine. Mit ihrem Gehalt an hochwertigem Eiweiß (alle acht essenziellen Aminosäuren) sind sie genauso wertvoll wie Fleisch. Besonders gut verdaulich ist Bohnenmehl. Bei Verdauungsbeschwerden häufig Bohnen essen.

Edelkastanien – das Kräftigungsmittel gegen alle Schwächezustände

Edelkastanien enthalten wertvolle Kohlehydrate für den Energiestoffwechsel geschwächter Organe: Nerven, Leber, Milz, Magen, Herz und Immunsystem. Edelkastanien (Maroni) sind für die Leber: »Sie haben starke Heilkräfte und alles, was in den Früchten ist, ist nützlich gegen alle Schwächezustände im Menschen.« Edelkastanien haben sich besonders bei Schwächezuständen der Nerven, der Leber, der Milz, des Magens, des Herzens und des körpereigenen Abwehrsystems bewährt. Besonders aktuell ist zum Beispiel die Anwendung als vegetarischer Brotaufstrich, der wie Leberwurst schmeckt.

Edelkastanien-Aufstrich – »Vegetarische Leberwurst« – garantiert BSE-frei

3 Zwiebeln in Sonnenblumenöl andünsten. 500 g Edelkastanien schälen und in Wasser weich kochen. Mit Salz, Origanum, Koriander, Galgant und Bertram würzen und mit dem Stabmixer mixen. Auf Dinkelbrot servieren. Im Kühlschrank aufbewahren.

Erbsen – machen temperamentvoll

Erbsen eignen sich nicht für Lungenkranke, da sie zu Verschleimung führen und damit die Krankheit verschlimmern können. Gesunde werden durch Erbsen »draufgängerisch«. Nach Hildegard soll man bei Hämorrhoiden, Bruchleiden oder Krampfadern *»oft eine warme Erbsensuppe schlürfen«.*

Fenchel – macht fröhlich

Fenchel ist vitaminreich und das beste Mittel gegen zu viel Gallensäure, die Hildegard als Schwarzgalle (Seite 130) für die meisten Krankheiten verantwortlich macht. Fenchel macht den Menschen fröhlich, fördert die Durchblutung ebenso wie die Verdauung und verhindert damit jeden unangenehmen Schweiß- und Mundgeruch.

Kichererbsen – heilen Fieber

Kichererbsen, eine orientalische Delikatesse aus dem Vorderen Orient (als »Falafel« oder »Humus«), beseitigt fiebrige Zustände: *»Wer Fieber hat, röste die Kichererbsen über frischen Holzkohlen, esse sie, und er wird geheilt.«*

Knoblauch – das universelle Heilmittel

Die Wirksamkeit des Knoblauchs basiert auf seinen schwefelhaltigen Inhaltsstoffen Allicin und Alliin, die auch für den charakteristischen Geruch verantwortlich sind. Er eignet sich zur Abwehr von Infektionen, bei Wundheilungsstörungen und wird sogar bei der Tumor-Behandlung eingesetzt. Knoblauch kann sowohl den Blutdruck als auch den Cholesterinspiegel senken und damit das Herzinfarkt-Risiko reduzieren. Die Wirkstoffe des Knoblauchs stimulieren das körpereigene Abwehrsystem, so dass Viren, Bakterien und Pilze vernichtet werden. Besonders wirksam ist der Knoblauch zum Schutz vor Virusgrippe und zur Beseitigung von Darmparasiten, etwa Amöben, die für Durchfall-Erkrankungen verantwortlich sind. Knoblauch schützt die Zellmembranen und das menschliche Erbgut vor Zerstörung durch Umweltgifte und regt in der Leber die Bildung eines Entgiftungsenzyms an, mit dem Toxine (Erregergifte) und Karzinogene (Krebsstoffe) aus dem Körper entfernt werden.

Meerrettich – antibiotisch wirksam

Meerrettich enthält das scharf schmeckende natürliche Antibiotikum Allyl-Isothiocyanat, das sowohl gegen Viren als auch gegen Bakterien und Pilze wirksam ist. In der kalt-nassen Jahreszeit bietet eine Mischung aus geriebenen Meerrettichwurzeln mit Galgantpulver (im Verhältnis 1:1) wirksamen Schutz vor Virusgrippe mit Husten, Schnupfen und Heiserkeit.

Mohrrüben – ein Vitaminstoß

Karotten sind gedünstet leicht verdaulich und schützen mit ihrem hohen Pektin-Gehalt die Magen- und Darmschleimhaut vor Entzündungen. Ihre wertvollen Vitamine helfen unter anderem bei Sehschwäche, ihre Mineralstoffe (vor allem Eisen) sind ein Schutz gegen Blutarmut.

Rettich –
nur für kräftige Menschen

Rettich wirkt günstig auf Darm, Galle und Leber. Seine Einsatzgebiete sind deshalb vor allem chronische Gallenwegsstörungen und Verdauungsbeschwerden mit Verstopfung. Dies gilt allerdings nur für Menschen mit großer Körperfülle, zarte Menschen dagegen vertragen Rettich nur schlecht.

Rote Bete –
bei allen Hautleiden

Die Rote Bete enthält das Leberschutzmittel Betain und das immunstärkende Betanin. Der rote Farbstoff (Anthocyan) wirkt als Radikalfänger (Seite 130) und schützt vor Krebs. Hildegard empfiehlt die Rote Bete besonders bei Hautleiden, weil sie Entzündungen verhindern und die feinen Blutgefäße der Haut reparieren kann.

Salat mit Dinkelkörnern – eine Vitaminbombe

Salat mit Dinkelkörnern enthält fast alle Vitamine, die der Mensch zum Leben braucht.
Im Salat finden sich die Vitamine A und C, der Dinkel deckt den Bedarf an B- und E-Vitaminen ab. Mit kurz angebratener Hühnerleber wird der Salat um das Vitamin B12 ergänzt.

»Wer Salat essen will, soll die Blätter erst mit Dill oder Essig oder Knoblauch abschmecken, so dass der Salat noch kurz vor dem Gegessenwerden Zeit hat, sich mit diesen Gewürzen zu durchtränken. Isst man ihn so zubereitet, dann stärkt er das Gehirn und macht eine gute Verdauung.«

Sellerie – für den Kreislauf

Sellerie wirkt durch den hohen Anteil ätherischer Öle harntreibend, entwässernd und regt den Kreislauf an. In den ätherischen Ölen konnten auch Inhaltsstoffe mit beruhigender Wirkung nachgewiesen werden. Die aphrodisierende – also die Liebeskraft steigernde – Wirkung des Selleries wird von den Franzosen sehr geschätzt.

Spinat und Mangold – für die Verdauung

Der Spinat wurde aus der Melde gezüchtet, von der bei Hildegard steht, dass sie eine gute Verdauung bereitet, weshalb sie im Volksmund auch »Scheißmelde« genannt wird. Mangold gehört zur veredelten Rasse der Melde.

Zwiebeln – gegen Infekte

Je schärfer eine Zwiebel schmeckt, desto mehr wirksame schwefelige Öle sind in ihr enthalten. Sie regen die Speichel- und Magensaft-Sekretion sowie die Bildung von Verdauungssäften an, wirken Blähungen entgegen und senken das Cholesterin. Zwiebeln enthalten das natürliche Antibiotikum Phytoncit, das gegen Bakterien, Viren und Pilze wirksam ist. Die blutdrucksenkende und herzstärkende Kraft der Zwiebeln wird durch ihren hohen Adenosin-Gehalt bewirkt. *»Roh gegessen sind Zwiebeln so schädlich und giftig wie der Saft von Unkraut. Gekocht sind sie gesund, weil sie durch die Feuchtigkeit, die in ihnen vorhanden ist, Schadstoffe mindern. Für solche, die an Schüttelfrost und an Fieber leiden, ist die gekochte Zwiebel (Zwiebelsuppe) besonders gut. Magenkranke bekommen sowohl von rohen als auch von gekochten Zwiebeln Magenschmerzen, weil sie zu feucht ist.«*

Die Heilkräfte in den Früchten

Früchte werden von Gesunden sowohl im rohen als auch im gekochten Zustand vertragen. Kranke sollten sie wegen der besseren Verträglichkeit kochen.

Äpfel – sättigen und entgiften

»An apple a day, keeps the doctor away«, so sagen die Amerikaner. Die Wirkung von Äpfeln geht auf den Quellstoff Pektin zurück, der das Sättigungsgefühl steigert, die Magenentleerung verzögert und im Darmtrakt Schadstoffe auf natürliche Weise aufsaugen und entfernen kann. Bereits 3 bis 5 Äpfel täglich können auch die Cholesterinwerte des Blutes deutlich senken.

Birnen – reinigen den Magen

Birnen sollen nicht roh gegessen werden, schon gar nicht von Kranken. Nach Hildegard zubereitet wirken sie gegen Fäulnisprozesse in Magen und Darm.

»Wer Birnen essen will, koche sie in Wasser oder dörre sie im Feuer (Kletzenbirnen). Gekocht sind sie noch gesünder als gedörrt, liegen aber dem Esser manchmal schwer im Magen, weil sie alles Faule im Magen freisetzen, wobei sie eine gute Verdauung bereiten und das Faule aus dem Körper ausleiten.«

Hagebutte – für Magen und Darm

Hagebutten sind sehr vitaminreich und steigern die Abwehrkraft gegen Infekte. Der rote Farbstoff wirkt entzündungshemmend, besonders bei Magen-Darm-Leiden wie Gastritis und Colitis.

Himbeeren – senken das Fieber

Himbeeren enthalten zahlreiche Vitamine und Mineralien wie Calcium, Phosphor und Eisen. Die reife Frucht eignet sich in der Krankenkost als Durstlöscher, weil sie den Magen nicht reizt. Himbeeren fördern den Gallenfluss durch die Gallenwege und stabilisieren den Säure-Basen-Haushalt des Organismus. Wegen der gleichzeitig schweißtreibenden wie auch kühlenden Eigenschaften werden Himbeeren von Hildegard für Diäten bei Fieber empfohlen. Auch bei Neigung zu Übelkeit und Erbrechen sind sie bekömmlich.

»Denn Himbeeren sind kalt und brauchbar gegen Fieber. Wer Fieber hat und appetitlos ist, koche Himbeeren in wenig Wasser, lasse sie darin liegen und trinke diesen Himbeersaft morgens und abends und lege die in Wasser gekochten Himbeerblätter als Kompresse auf seinen Magen für eine Stunde. Das soll er drei Tage lang tun, und das Fieber wird weichen.«

Johannisbeeren – Schutz vor Gicht

Hildegard nennt den schwarzen Johannisbeerstrauch auch den »Gichtbaum«, denn seine Früchte schützen gegen Rheuma und vor allem vor »Vergichtung« des Gehirns (Alzheimersche Krankheit, Parkinson).

Kirschen – gegen Erkältungskrankheiten

Kirschen enthalten in ihrem Fruchtfarbstoff das Vitamin P, das zur Verhütung von Entzündungen und zum Schutz von brüchigen Gefäßen beiträgt. Ferner enthalten Kirschen Pektine, Apfel-, Zitronen-, Bernstein- und Milchsäure sowie Tannine. Sie wirken beruhigend, entzündungshemmend, schleimlösend und werden deshalb bei der Behandlung von Husten, Erkältung und Katarrh sowie bei chronischer Bronchitis eingesetzt. Hildegard empfiehlt nach dem Verzehr von Kirschen einen Schluck Wein, möglicherweise lösen sich einige Wirkstoffe besser in Alkohol.

Kornelkirschen – stärken und reinigen

Auch diese Wildpflanze verfügt über starke Heilkräfte, die das Blut reinigen und die Abwehrkraft stärken. Träger dieser Wirkung ist das im knallroten Fruchtfarbstoff enthaltene Vitamin P als wichtiger Schutz- und Reparaturfaktor bei Entzündungen sowie Verletzungen von Schleimhäuten und Blutgefäßen, etwa bei Gastritis, Krampfaderleiden oder Vaskulitis.

Maulbeeren – schützen die Leber

Bei Fieber, Husten, Halsschmerzen werden die Maulbeeren ihrer schleimlösenden Wirkung wegen geschätzt. Außerdem stabilisieren sie die Leber gegen Entzündungen, da sie wertvolle Vitamine enthalten.

Mispeln – reinigen das Blut

Mispelfrüchte oder auch Mispelmarmelade kräftigen und reinigen das Blut.
»Die Mispel ist eine heilkräftige Wildpflanze, die noch die Urkräfte der Natur enthält. Sie enthält blutreinigende und stärkende Wirkung.«

Orangen/Zitronen – Schutz vor Infektionen

Wir wissen heute, dass die Wirkung der Zitrusfrüchte bei fieberhaften Infekten auf den Vitamin-C-Gehalt zurückgeführt werden kann. Dieses Vitamin ist an vielfältigen Synthesen der Nebennieren beteiligt und schützt vor Stresszuständen, Infektionskrankheiten, Verletzungen, Verbrennungen, Blutverlusten sowie bei starker körperlicher und psychischer Erschöpfung.

Quitten – leiten Rheumastoffe aus

Quitten enthalten wertvolle Vitamine und Mineralien sowie

bis zu 10 % den Quellstoff Pektin, der Cholesterin und Gallensäure zu senken vermag. Durch den hohen Gehalt an ätherischen Ölen können Quitten Harnsäure ausschwemmen und Rheumastoffe aus dem Bindegewebe abtragen.

Süße Mandeln – füllen das Gehirn

Die gesundheitliche Bedeutung der Mandeln wurde von Hildegard in vollem Umfang erkannt. *»Wer ein leeres Gehirn hat und eine schlechte Gesichtsfarbe und daher Kopfweh, esse oft süße Mandeln (täglich 5 bis 10 Stück), dem füllen sie das Gehirn und geben ihm eine gute Gesichtsfarbe zurück. Aber auch wer lungenkrank ist und an der Leber leidet, esse oft Mandeln roh oder gekocht ...«*

Walnüsse – machen fröhlich

Walnüsse enthalten etwa 65 % Fett, kein Wunder, dass sie Muskeln, Nervensystem und Knochen wachsen lassen. Obwohl eine Kalorienbombe (100 g enthalten 666 kcal), können Walnüsse hohe Blutfettwerte deutlich senken, weil ihre Fette hochungesättigt sind. Die Nüsse sollten jedoch nicht zusätzlich in größeren Mengen genascht, sondern an Stelle anderer fettreicher Lebensmittel eingesetzt werden.

Gewürze – Heilmittel für Magen und Darm

Hildegard empfiehlt den gezielten Einsatz von Gewürzen als Heilmittel, Geschmacksverstärker und verdauungsfördernde Hilfsmittel. Sie sorgen dafür, dass die Wertstoffe in den Lebensmitteln vom Körper aufgenommen werden. Einige Gewürze sind außerdem in der Lage, die Schleimhäute zur vermehrten Sekretion anzuregen, so dass die Verdauungssäfte besser fließen und die Durchblutung angeregt wird.

Bertram (Anacyclus pyrethrum)

- Hilft bei: Anämie (Blutarmut), Vitamin-B12-Mangel, Fehlernährung, Diabetes (Zuckerkrankheit),Verschleimung: auch als Resorptionsmittel bei Verdauungsstörungen wird Bertram eingesetzt.
- Anwendung: 1 bis 3 Messerspitzen über jedes Essen streuen oder mitkochen.

Brennnessel (Urtica dioica)

- Hilft bei: Magenverschleimung, Gastritis; als Blutreinigungskur im Frühjahr.
- Anwendung: Mit frischen Brennnesseln (junge Triebe) kann man sogar ein Gemüse wie Spinat bereiten.

Pfeffer (Piper nigrum)

- Hilft bei: Appetitlosigkeit.
- Anwendung: Als Gewürz über das Essen streuen. Ebenso Ingwerpulver, bis der Appetit wieder da ist.

Poleiminze (Mentha pulegia)

- Hilft bei: Verdauungsstörungen, Leber-Galle-Leiden, Gicht, Blasenentzündung, Erkältung; Ausscheidung von Harnsäure.

Beim Einsatz von Poleiminzöl – von dem ich abrate – sind ab Mengen von 5 g Vergiftungserscheinungen beobachtet wor-

den, da hier die Wirkstoffe höchst konzentriert vorliegen. Poleiminze sollte deshalb nur frisch oder pulverisiert (Wirkstoffgehalt im Milligrammbereich!) als Gewürz verwendet werden.
- Anwendung: Täglich zirka 1 g Gewürz als Normaldosierung in Soßen für Gemüse, Hammel- oder Ziegenfleisch, in Marinaden, Sülze oder Kräuteressig.

»Polei hat die Kraft von 15 anderen Gewürzen in sich ... wer die Polei mit Salz oft roh isst und damit Fleisch würzt, dem wärmt sie den Magen (und Darm), wenn er seinen Magen sogar voll Gift (Eiter) hat, reinigt sie ihn und heilt ihn.«

Quendel (Thymus serpyllum)

- Hilft bei: Hautausschlägen, Akne oder Neurodermitis zur Blutreinigung.
- Anwendung: Quendel kann wie Gartenthymian als Würze in Fleisch (besonders Hammelgerichten), in Dinkelcremesuppe, Gemüseeintöpfen, Leberknödeln und auch Salaten verwendet werden.

Fisch – die leichte Kost

Fisch ist leicht verdaulich und eignet sich vorzüglich als Reduktionskost, da *»mit dem Fisch die Pfunde davonschwimmen«*. Fisch enthält hochwertige Eiweiße und die wertvollen mehrfach ungesättigten Fettsäuren (Omega-3-Fischöl), die dafür sorgen, dass die Fische im Winter nicht einfrieren. Fisch, ein- bis zweimal in der Woche gegessen, sorgt für einen niedrigen Fettsäurespiegel und bessere Fließeigenschaften des Blutes.

- Für Kranke und Gesunde empfiehlt Hildegard Barsch, Kretzer, Dorsch, Kabeljau, Renke, Hecht, Zander, Seibling, Esche, Hering (gebraten oder gesalzen), Rotauge und Wels.
- Für Gesunde sind gut: Stör, Bachforelle, Blaufelchen und Karpfen. Gemästete und gezüchtete Forellen und Lachse soll man nicht essen.
- Weder für Kranke noch für Gesunde: Brachse, Hering (roh) und Scholle.

Die Heilkräfte im Fleisch

Nach Hildegard ist auch Fleisch ein wichtiges Heilmittel. Schwäche, Kräfteverfall, Blutarmut, Eisenmangel und Infektionskrankheiten können damit auf natürliche Weise beseitigt werden. Achten Sie auf Fleisch aus artgerechter Tierhaltung.

Geflügelfleisch – die ideale Diät

Geflügelleber kann statt Eisentabletten therapeutisch gegen Blutbildungsstörungen mit Blutarmut eingesetzt werden. Hühnerfleisch macht Gesunde nicht dick, Kranke erfrischt es. Nur bei Schwerkranken kann es zur Verschlimmerung des Magens führen.

Straußenfleisch – das fettärmste Fleisch

Von allen Fleischarten hat Straußenfleisch das wenigste Fett (nur 0,2 % im Vergleich zu 32 % beim Hammel, 25 % beim Schwein und 10 % beim Rind) und das wenigste Cholesterin. Bei der Krankendiät hilft es gegen Krämpfe und Epilepsie.

Lamm oder Hammel – gegen Venenleiden

Schaffleisch beseitigt Schwächezustände und hilft bei Krampfadern (Veneninsuffizienz). Fleischbrühe und wenig Fleisch bis zur Besserung essen.

Reh und Hirsch – das Diätfleisch

Wild wird von Hildegard als universales Diätfleisch empfohlen, speziell bei Magen- und Darmleiden. Besonders wertvoll ist ihr Hinweis auf die krebsbekämpfenden Eigenschaften von Reh- und Hirschleber. *»Das Reh ist sanft und hat eine reine Natur und es steigt gerne auf die Berge. Und dort sucht es die Kräuter, die von der Luft wachsen, gutes und gesundes Futter. Sein Fleisch ist daher für Kranke und Gesunde besonders gut. Ein Mensch, der von der Vicht* (Vorstufe zu Krebs) *geplagt wird, esse auch Rehleber, und sie reinigt in ihm die Vicht, und wenn er oft Rehfleisch isst, reinigt es ihm den Magen.«*

Rind und Kalb – nur für Gesunde

Rindfleisch hilft Menschen mit stabilem Kreislauf bei Arthrose und Magen-Darm-Schmerzen. Besonders geeignet ist eine Brühe aus Kalbsfußknochen (Seite 104). Schwache und schlecht durchblutete Menschen jedoch sollten Rindfleisch nicht essen.

Schweinefleisch – nur für Kranke

Hildegard empfiehlt junges Schweinefleisch in kleinen Mengen, wenn man schwer krank ist. Allerdings nur bis zur Genesung, weil es von da an schädlich wirkt.

Ziegenfleisch – stärkt schwaches Bindegewebe

Ziegenfleisch ist für Gesunde und Kranke gleich gut. Bei häufigem Verzehr heilt es schwache und zerstörte Eingeweide und macht den Magen gesund und stark.

Auch Fette können gesund sein

Butter – für Atmung, Lunge und Magen

In Maßen gegessen, ist Butter ein wichtiges Heilmittel für Atemnot, besonders bei alten und schwachen Menschen. Sparsam eingesetzt, trägt Butter nicht bei zu einem erhöhten Cholesterinspiegel im Blut; dieser ist zum größten Teil stressbedingt und sinkt rasch durch Aderlass und Fasten. Besonders magen- und lungenschwache Menschen profitieren von der Butter.

Pflanzenöle – lebenswichtig

Zahlreiche Pflanzen liefern essenzielle Fettsäuren, also Stoffe, die der menschliche Organismus zum Überleben braucht. Diese Öle – kalt gepresst – können nicht nur die Nervenfunktion verbessern, sondern auch den Cholesterinspiegel im Blut senken. Dazu gehören: Sonnenblumenöl, Walnussöl, Mandelöl, Kürbisöl.

Käse für die Dünnen, Frischkäse für die Dicken

Milch, Butter und Käse sind für Gesunde und Kranke in Maßen

gegessen zuträglich, machen jedoch dick. Übergewichtigen rät Hildegard deshalb zu weichem Frischkäse. Lungenkranke und erkältungsanfällige Menschen sollten mit Käse überbackene Gerichte meiden, da sie von solchen Speisen (Pizza, Käse-Auflauf, Käse-Spätzle, Fondue) verschleimen. Gegen die Verschleimung helfen Ziegenmilch und Ziegenkäse.

Diäten

Hildegards Beschreibungen von Krankheitsbildern schließen fast immer mit einer gezielten Diätangabe. Die Diät soll so lange eingehalten werden, bis die Beschwerden verschwunden sind.

Durchfall-Diät nach Dr. Hertzka

Mit dieser von Dr. Hertzka auf Basis der Hildegard-Medizin entwickelten Diät kann man gewöhnlichen Durchfall (wie die Sommer-Diarrhoe) ebenso wie chronische Durchfälle (etwa bei der Colitis) und Darmentzündungen zum Stillstand bringen.

So wird's gemacht: Durchfall-Diät

- 1 bis 2 Fastentage mit Fenchel- oder Schwarztee sowie dünner, etwas gesalzener Dinkelweißmehlsuppe, da Weißmehl-Dinkelprodukte stopfen.
- Absolut verboten sind während der ganzen Dauer des Durchfalls: Milch und sämtliche Milchprodukte wie

Käse, Quark und Sahne (Butter ist in kleinen Mengen mit Dinkelweißmehl erlaubt); Schwarzbrot, Mischbrot, frisches Hefegebäck, Wasser, Mineralwasser, alles Kalte, Geröstete, Gebratene, Pikante; Kartoffeln, Rindfleisch, Konserven, Wurstwaren, Zucker, Zuckerwaren und Marmeladen.
- Erst wenn der Durchfall nachlässt, kann man die Diät um Dinkelgrieß, Dinkelmehl und die daraus zubereiteten Teigwaren (zum Beispiel Spätzle, Klöße) erweitern. Außerdem kann man frischen Apfelkuchen, Apfelkompott, gekochte Himbeeren, Kirschen, Brombeeren reichen.
- Zusätzlich für die gesamte Dauer des Durchfalls das Mutterkümmel-Ei-Granulat (Seite 108) einnehmen.

Drei-Tage-Fieberdiät

Bei allen Infekten schaltet der Körper von selbst auf Fieber und Fasten um. Die Temperaturerhöhung dient der Bekämpfung der Erreger und sollte nicht medikamentös unterdrückt, sondern mit der Fieberdiät unterstützt werden.

So wird's gemacht: Drei-Tage-Fieberdiät

- Erster Tag: Absolutes Fasten. Nichts essen, nur trinken. Ungezuckerten Fencheltee, so viel der Kranke will.
- Zweiter Tag: Nun darf man eine dünne Dinkelgrießsuppe mit etwas Salz und Petersilie essen. Auch Dinkelspätzle oder Dinkelnudeln. Dinkelzwieback so viel man essen mag, am besten in Tee getaucht. Dazu mit viel Wasser gekochte Apfelstücke (kein Apfelmus) und das Wasser mitgetrunken.
- Dritter Tag: An diesem Tag kann man Hühnerbouillon und

etwas Hühnerfleisch essen. Auch gelöschter Wein (Seite 52) ist ein gutes Getränk. Es gibt nur Äpfel, keine anderen Früchte, am besten wieder Apfelstücke in Wasser gekocht.

Dinkelkur

Dreimal täglich Dinkel – in beliebiger Form gegessen – schützt vor Übersäuerung des Blutes, sorgt für eine gute Durchblutung, schützt die Schleimhäute, verhindert die Verklumpung der Blutkörperchen und damit Thrombose- und Emboliegefahr sowie die Verengung von Blutgefäßen, die zu Arteriosklerose führen kann. Bereits mit einer Scheibe Dinkelvollkornbrot wird genügend Gallensäure neutralisiert, so dass Sodbrennen und Magenschmerzen verschwinden.

So wird's gemacht: Dinkelkur

- morgens: Dinkel-Habermus (Seite 98)
- mittags: Dinkelreis oder Dinkelnudeln oder Dinkelspätzle oder Dinkelgrießsuppe mit Gemüse, Kopfsalat mit Dinkelkörnern (Seite 105)
- abends: Dinkelbrot mit vegetarischem Brotaufstrich (Seite 64)

Das Hildegard-Fasten

Mit dem Fasten erreicht man sowohl eine neue Einstellung zur gesunden Ernährung als auch eine Veränderung des Lebensstils. Hildegard empfiehlt das Fasten bei 28 von 35 seelischen

Krankheiten (Seite 17): *»Die Seele wird von ihren Lastern und Vorurteilen befreit, und der Körper von seinen Gift- und Schlackenstoffen gereinigt«.* Damit wird das Fasten zum Universalheilmittel für Leib und Seele.

Als messbare Erfolge normalisieren sich Blutdruck, Cholesterin-, Blutzucker- und Harnsäurewerte. Suchtmittel werden überflüssig. Das Herz wird spürbar entlastet, Angina-pectoris-Schmerzen lassen nach und überflüssige Pfunde purzeln.

So wird's gemacht: Hildegard-Fasten

- Entlastungstage. Zwei Tage lang auf eiweißreiche Kost (Wurst, Fleisch), auf Genussmittel (Kaffee, Zigaretten, Alkohol) sowie unnötige Medikamente verzichten. Nur Obst (am besten Äpfel) und Gemüse. Fastenkeks (in der Apotheke erhältlich, 1 Keks vor dem Aufstehen) sorgt für gründliche Darmentleerung. Ein Einlauf reinigt anschließend den Darm.
- Fastentage. Erlaubte Speisen und Getränke:
  Dinkelkaffee, Fencheltee
  Dinkel-Gemüse-Grießsuppe
  Obstsäfte (Quitte, Apfel), Kräutertees
- Kostaufbau. Das Fasten ist besonders wirksam, wenn in den Tagen nach dem Fasten die Ernährung auf vegetarische Kost umgestellt wird.

Edelsteine und ihre Wirkung

Edelsteine haben einen festen Platz im Alten und Neuen Testament und die Großen in Kirche und Welt haben Edelsteine getra-

gen, um ihre Ausstrahlungskraft und ihren Einfluss zu verstärken. Nach Hildegard sind Edelsteine die Geschöpfe des ersten Schöpfungstages. Auf ihre Materie traf die himmlische Schöpfungsenergie und machte sie zu Energieträgern, die nützliche und heilende Energien in Form von Schwingungen aussenden.
Die jedem Edelstein eigene Schwingung öffnet darüber hinaus – wie ein Schlüssel passend zum Schloss – bestimmte, normalerweise nicht beeinflussbare Bereiche der Seele. Seele und Edelstein erkennen einander gleichsam in ihrer himmlischen Herkunft wieder und verstärken gegenseitig ihre Energie. So können sie im Organismus Heilungsprozesse bewirken, die durch materielle Heilmittel nicht beeinflussbar sind.
Besonders in der modernen Hightech sind Edelstein- und Kristallanwendungen nicht mehr wegzudenken; Laser, Computer, Radio- und Fernsehtechnik beruhen auf Edelsteinwirkungen und ihren Gitterschwingungen.

Amethyst

- Hilft bei: frischen Schwellungen, Hämatom, Überbein, Tennisellbogen, Schleimbeutel-Schwellung, Bindegewebszysten. Mit dieser Behandlung verschwinden Alters- und andere Flecken im Gesicht besonders gut. Auch bei Warzen lohnt sich ein Versuch, oft verschwinden sie narbenlos. Bei Schleimbeutel-Schwellungen an den Gelenken wird der Stein im Wechsel mit Wermutöl (Seite 118) angewendet. *»Wenn einem Menschen irgendwo an seinem Körper eine Schwellung (Geschwulst) entsteht, befeuchte er den Amethyst mit seinem Speichel, und bestreiche die Stelle der Schwellung überall, und die Geschwulst wird kleiner und vergeht.«*
- Anwendung je nach Erkrankung:

Bei Schmerzen und Schwellungen nach einem Schlag: Amethyst mit Speichel befeuchten und über die Schwellung streichen.

Bei Flecken im Gesicht, bei Warzen, als Gesichtshaut-Kosmetik: Mit dem bespeichelten Amethyst die Flecken im Gesicht einreiben. Den Stein über heißes Wasser halten und – mit Kondenswasser befeuchtet – 15 Minuten in eine Schale Wasser geben. Mit dem Wasser das Gesicht oft waschen.

Jaspis

- Hilft bei:
  a) Schwerhörigkeit durch Katarrh oder Kinderkrankheiten, Ohrensausen. Durch die Behandlung kann auch Ohrenwasser verschwinden, so dass das Trommelfell nicht durchstochen und mit einem Röhrchen entwässert werden muss.
  b) Herzrasen, Herzrhythmusstörungen und Herzschmerzen.
- Anwendung:
  a) Verwenden Sie eine Jaspis-Olive mit einem Silberkettchen, damit der Stein nicht zu tief ins Ohr rutscht. Verfahren Sie so, wie bei Hildegard angegeben. Behandeln Sie täglich etwa 10 bis 15 Minuten, wobei Sie mehrmals zwischen gesundem und betroffenem Ohr abwechseln. Die Anwendung sollte mehrere Wochen lang durchgeführt werden, bis das Leiden verschwindet. *»Wenn ein Mensch taub ist, dann bringe er den Jaspis an den Mund und behauche ihn mit warmem Atem, damit er davon feucht und warm wird. Dann stecke er ihn sogleich ins Ohr, bis das Ohr davon warm wird ... So wird er das Hören wieder erlangen.«*
  b) Eine Jaspisscheibe (rund oder achteckig, Durchmesser 5 bis 6 cm, Dicke 0,5 bis 1 cm, eine Seite poliert, mit

der polierten Seite auf die Haut über dem Herzen legen. Die warme Scheibe zum Abkühlen entfernen, kalt wieder auflegen. Zwei- bis dreimal wiederholen, bis das Herz sich wieder beruhigt hat.

Topas-Wein

- Hilft bei: Sehschwäche, beginnenden, grauem und grünem Star, bei erhöhtem Augeninnendruck. Ersetzt Augentropfen (Betablocker), wenn der Augendruck durch die Behandlung mit Topas-Wein wieder normal wird.
- Anwendung: Einen Goldtopas wie bei Hildegard beschrieben für 3 Tage und 3 Nächte in ein Likörglas mit Wein legen. 5 Tage mit dem derart präparierten Topas die Augenlider befeuchten. Dann neuen Goldtopas-Wein herstellen. Kurmäßig im Rhythmus 4 Wochen Einnahme und 2 Wochen Pause wiederholt einnehmen. Zeigen Sie bei dieser Behandlung etwas Geduld. *»Wer schlecht sieht, lege einen Topas 3 Tage und 3 Nächte in reinen Wein, und wenn er dann nachts schlafen geht, bestreiche er mit diesem feucht triefenden Topas seine Augenlider, so dass auch etwas Flüssigkeit das Augeninnere berührt ... und das klärt deine Augen auf wie das allerbeste Augenmittel.«*

Spirituelle Psychotherapie

Mit ihrem Buch »Liber Vitae Meritorum« schuf Hildegard von Bingen eine eigene Psychotherapie. Ihr Ziel ist es, dem

Menschen zum vollen Besitz seiner Persönlichkeit und dem bewussten Erkennen und Akzeptieren seiner Stärken und Schwächen zu verhelfen. Diesen Themen widmen sich heute auch Psychosomatik und Psychoneuro-Immunologie, durch die wir um die Zusammenhänge zwischen seelischer und körperlicher Krankheit – vor allem bei Immunschwäche – wissen. Als Ursachen psychischer Störungen sieht Hildegard vorrangig den Unglauben sowie den Verlust von Wertmaßstäben. Beides führt ihrer Ansicht nach dazu, dass Entscheidungen entweder dem Zufall überlassen oder – noch schlimmer – abhängig von fremden Einflüssen getroffen werden. So wird das Unterbewusstsein zum Tummelplatz fremder Mächte, was zu Ängsten, Neurosen und Psychosen führt. Auch bei psychischen Erkrankungen liegt das heilende Prinzip im Menschen selbst verborgen. Wir selbst entscheiden, ob wir als Weg zur Lösung unserer Probleme in eine Krankheit flüchten oder uns den Problemen stellen. Zur Unterstützung der eigenen Kräfte beim Heilungsprozess sind nach Hildegard geeignet:

- Die Rückkehr zum Glauben.
- Das Fasten (Seite 80) wird von Hildegard bei der Mehrzahl der seelischen Risikofaktoren (Seite 17) empfohlen und erweist sich damit als universelles Heilmittel.
- Das Erkennen der eigenen Schwachstellen und ihr Ausgleich durch positive Kräfte. Da *»hinter jeder Schwäche eine Stärke steckt«*, können Krankheiten und sogar Schicksalsschläge die nötige Information zu ihrer Heilung liefern: Für jede der 35 seelischen Risikofaktoren beschreibt Hildegard das zugeordnete psychische Heilmittel (»Tugend«), mit dem die Schwäche ausgeglichen werden kann. Die Tugenden sind gleichzeitig Wertmaßstäbe, die Stabilität verleihen und nach denen wir unser Leben ausrichten sollen.

Tugend- und Laster-Paare nach der Psychotherapie der hl. Hildegard von Bingen

Kopfregion
1. Liebe zur materiellen Welt
2. Ausgelassenheit
3. Vergnügungslust
4. Unbarmherzigkeit
5. Feigheit
6. Zorn
7. Schadenfreude

Rumpf-Hüfte
8. Gefräßigkeit
9. Verbitterung
10. Unzuverlässigkeit
11. Lüge
12. Streitsucht
13. Unglückseligkeit
14. Maßlosigkeit
15. Seelenlosigkeit

Oberschenkel-Knie
16. Hochmut
17. Neid
18. Ruhmsucht
19. Ungehorsam
20. Unglaube
21. Verzweiflung
22. Wollust

Das Leben vor dem Leben
1. Liebe zum Himmlischen
2. Disziplin
3. Bescheidenheit
4. Barmherzigkeit
5. Gottvertrauen
6. Geduld
7. Sehnsucht zu Gott

Schwangerschaft
8. Enthaltsamkeit
9. Großzügigkeit
10. Güte
11. Wahrheitsliebe
12. Friede
13. Glückseligkeit
14. das rechte Maß
15. Seelenheil

Kindheit und Jugend
16. Demut
17. Nächstenliebe
18. Gottesfurcht
19. Gehorsam
20. Glaube
21. Hoffnung
22. Keuschheit

Waden-Knöchel
23. Ungerechtigkeit
24. Schwäche
25. Gottvergessenheit

26. Unbeständigkeit
27. Sorge um das Irdische
28. Hartherzigkeit
29. Habsucht
30. Zwietracht

Füße
31. Schrulligkeit
32. Umherschweifen
33. Magie
34. Geiz
35. Weltschmerz

Erwachsenenalter
23. Gerechtigkeit
24. Stärke
25. Heilen, Körper, Seele und Geist

26. Beständigkeit
27. Sehnsucht zum Himmel
28. Herzensgüte
29. Freiheit von der Sucht
30. Harmonie

Alter
31. Ehrfurcht
32. Stabilität
33. Gottesverehrung
34. Genügsamkeit
35. Himmlische Freude

Auszug aus Wighard Strehlow: »Heilen mit der Kraft der Seele«, Hermann Bauer Verlag, Freiburg

Musik und Tanz

Die »Symphonie der Seele« ist bei Hildegard ebenso ein Schlüsselbegriff wie die »Lebenskraft« (Seite 129). Hildegard hörte in ihren Visionen Lobgesänge der Engel, Klagelieder über die Menschen und Wechselchöre der göttlichen Heilkräfte. Zwischen 1150 und 1158 entstanden daraus 77 Loblieder auf die Großen des Glaubens und das Wunder der Schöpfung. Mit ihrem Tanz-Singspiel »Ordo virtutum« hat Hildegard Tanz, Bewegung und Musik als heilendes Mittel für den »aus der Ordnung gefallenen« Menschen verwendet. Wie kein anderes Mittel sind Tanz und Musik in der Lage, den Menschen wieder in innere und äußere Harmonie zu bringen. Durch die Heilkräfte der Musik verschwinden Depressionen, Schmerzen, Migräne, Verkrampfungen, Koliken und Schlaflosigkeit.

So wird's gemacht: Musik und Tanz

Gruppenkurse für meditativen Tanz, Reigentänze, Volkstanz und Bauchtanz werden von allen Volkshochschulen oder Musikschulen angeboten. Hier können Sie lernen, sich (wieder) bewusst zu bewegen.

Meditation

Unser Gehirn reagiert sehr empfindlich auf Worte. Mit heilenden Worten können Sie die Seele aktivieren, wodurch Energieblockaden verschwinden und Heilkräfte frei werden.

Gebet und Meditation öffnen die rechte – spirituelle – Gehirnhälfte, mit der wir unser Nervensystem »auftanken«, kreativ werden und uns an Leib und Seele regenerieren, um für den Alltag fit zu sein. Das Hildegardische Kreisbild der 9 Engelschöre ist eine Einladung zur Meditation.

So wird's gemacht: Meditation

Versetzen Sie sich gedanklich in die Mitte der 9 Kreise, die wie ein pulsierendes Magnetfeld spirituelle Kraft besitzen. Lassen Sie nun alle Chöre um sich herum ihre Energie abgeben. Besonders hilfreich ist dazu auch das Lesen der Psalmen, z. B. Psalm 91, 103 und 139. Zusätzlich können Sie eine meditative Atmosphäre schaffen, indem Sie Kerzen anzünden, klassische oder Hildegard-Musik hören und den Duft heilender Kräuter verwenden, beispielsweise Lavendel, Rose, Lilie oder Weihrauch.

Ausleitungstherapien

Die Ausleitung schädlicher Stoffe ist heute so aktuell wie noch nie. Was Hildegard als schlechte Säfte benennt, kennen wir in der modernen Medizin als

- Schadstoffe durch Ernährungsfehler (mali humores)
- Umweltschadstoffe oder Noxen (noxii humores)
- Toxine: die giftigen Ausscheidungsprodukte von Bakterien, Viren, Hefepilzen (infirmi humores). Hildegard hat für die Ausleitung schädlicher Stoffe eine Reihe hilfreicher Verfahren beschrieben.

Aderlass

Diese über 1000 Jahre alte Methode wird von Hildegard besonders hoch gelobt. Sie empfiehlt den Aderlass zum Anregen der Selbstheilungskräfte, vor allem bei langjährig bestehenden chronischen Erkrankungen, wenn die Selbstheilung blockiert ist.

Der Aderlass wird einmal jährlich in der Zeit nach dem Vollmond durchgeführt, aus einer Vene in der Armbeuge werden dann zirka 150 Milliliter Blut entnommen.

Durch die Entnahme wird das Blut verdünnt und fließfähiger. Wie wissenschaftliche Studien zeigen, können so Schlaganfall und Thrombosegefahr verhütet werden. Darüber hinaus reguliert der Aderlass den Stoffwechsel, senkt Blutdruck und Cholesterin. Auch Entzündungsvorgänge im Körper können dadurch – oft schlagartig – zum Stillstand kommen. Aus dem beim Aderlass entnommenen Blut kann man nach Hildegard auf einfache Weise Vorhersagen über den Krankheitsverlauf gewinnen.

Der Aderlass kann nur von einem Arzt oder Heilpraktiker durchgeführt werden.

Bitte beachten Sie:

Der Aderlass darf nicht durchgeführt werden bei

- körperlicher Schwäche,
- akuten Infektionskrankheiten,
- Angina-Pectoris-Anfällen.

Schröpfen

Das Schröpfen dient der Reinigung des Bindegewebes und der Anregung der Organe über die Headschen Zonen. Dies sind

Hautbereiche, die seit der Embryonalentwicklung mit bestimmten Organen in Verbindung stehen. Die Haut wird angeritzt und mit einem Vakuum-Schröpfkopf Blut angesaugt. Mit dem austretenden Blut werden an dieser Stelle Schmerz-, Schlacken- und Entzündungsstoffe entfernt. Die Methode zeigt sofortige Heilerfolge bei fast allen Beschwerden des Kopfes (Kopfschmerzen, Sehstörungen, Ohrengeräusche, Geschmacks- und Geruchsverlust), der Brustorgane (Bronchitis, Verschleimung, Asthma) sowie bei Rückenschmerzen, Ischialgien, Lymphstau und Krampfader-Beschwerden. Das Schröpfen können nur erfahrene Ärzte oder Heilpraktiker durchführen.

Moxibustion

Die Moxibustion ist ein Verfahren zur Hitzeheilung. Hierzu wird eine brennende Beifuß-Zigarre in die Nähe des größten Schmerzpunktes gebracht und – ohne die Haut zu verbrennen – so lange belassen, bis sich um den Schmerzpunkt ein roter Hof bildet als Zeichen verbesserter Durchblutung. Moxibustion ist eine Sofortmethode bei Schmerzen in den Gelenken, zur Ausleitung und Beseitigung von krank machenden Säften und zur Entschleimung.
Auch diese Maßnahme muss Ärzten oder Heilpraktikern überlassen werden.

Heilung durch den Glauben

Hildegard nennt den Glauben an Gott »quasi medicina«, wirksam wie Medizin. Kein Mensch kann heilen, auch kein Arzt oder Heilpraktiker. Was heilt, liegt im Inneren eines jeden Menschen selbst verborgen. Bereits in ihrem ersten Buch »Wisse die Wege« beschreibt Hildegard diese geheimnisvollen Heilkräfte, mit denen die körpereigene Abwehrkraft gestärkt und der Wille, wieder gesund zu werden, gefördert werden. In diesem Wissen liegt die ganze Weisheit der Medizin. Mit den inneren Heilkräften steuert die Seele über das autonome Nervensystem in jedem Geschöpf den Heilungsprozess des Körpers. Wer um diese Kräfte weiß, kann sie durch Gebet und Meditation aktivieren, anregen, freisetzen – er kann sie aber auch aus Unkenntnis blockieren und ihnen im Wege stehen.

Besonders in Zeiten von großer Belastung geht die Wirkung des körpereigenen Immunsystems gegen Null. In der Leber werden große Mengen von Gallensäure gebildet, die die Darmflora zerstören kann und das Blut übersäuert. Die Folge davon ist der Ausbruch von Autoaggressionskrankheiten mit ihren manigfaltigen Symptomen. Es gibt über 20 000 Krankheiten und noch mehr Folgen, die daraus entstehen können. Es gibt keine Körperzelle, die nicht autoaggressiv zerstört werden kann. Beim Krebs werden z. B. der Zellkern und die darin befindlichen Gene zerstört, die für das Zellwachstum zuständig sind. Beim Haarausfall zerstören körpereigene Waffen des Immunsystems die Haarwurzeln. Aber auch alle Organe können zerstört werden, wenn sie übersäuern. Die Folgekrankheiten enden auf »itis«, wie z. B. Bronchitis, Neurodermitis, Arthritis, Hepatitis, Gastritis, Colitis usw.

Erst wenn hinter den Krankheiten die Botschaften erkannt und die seelischen Probleme beseitigt werden, können die Krankheiten an Leib und Seele ausheilen. Das Immunsystem normalisiert sich und die Gallensäureproduktion normalisiert sich. Wer je eine echte Hildegard-Heilung erlebt hat, wird ein glücklicher, zufriedener und fröhlicher Mensch.

4 Hildegard-Rezepte

Es ist erstaunlich, wie gut gerade die Zivilisationskrankheiten unserer Zeit mit Hildegard-Methoden behandelt werden können. Alle Rezepte Hildegards basieren auf einer kosmischen Symmetrie, auch Mengen sind nach dem Prinzip geometrischer Reihen angegeben. Damit ergibt sich eine Wirksamkeit, die auf Naturgesetzen beruht. Jede Veränderung der Rezepte stört diese Harmonie und somit die Wirksamkeit.

Zum Einnehmen

Der Vollständigkeit halber sind bei den Rezepten alle Anwendungsbereiche genannt; Beschwerden, die sich zur Selbstbehandlung eignen, sind auf den Seiten 28 bis 60 zusammengestellt. Einige Hildegard-Produkte sind apothekenpflichtig; führt Ihre Apotheke sie nicht, wird man sie Ihnen bestellen (Bezugsadressen Seite 131 ff.) oder nach den angegebenen Rezepten für Sie anfertigen. Andere Rezepte bestehen aus Kräutern und Gewürzen, die frei verkäuflich sind.

Akelei-Urtinktur

- Hilft bei: Virusgrippe, Kinderfieber, Masern, Röteln, Mumps, Windpocken, Herpes, Angina, Allergiefieber, Lymphknotenschwellung, Polypen, Lymphdrainage; Fiebermittel.

- Zubereitung: fertig in der Apotheke erhältlich.
- Anwendung: 3-mal täglich 5 bis 10 Tropfen, Kinder 3-mal täglich 3 Tropfen, vor dem Essen einnehmen.

Andorn-Kräutermischung

- Hilft bei: Virusgrippe, Erkältung, Halsweh, Heiserkeit, Stimmverlust, Husten. Das Andorn-Grippe-Elixier »putzt« die schlimmsten Folgen einer Virusgrippe weg.
- Zutaten: *10 g Andornkraut, 30 g Fenchelkörner, 30 g Dillkraut, 30 g Königskerzenblüten, 1 Liter Süß- oder Kabinettwein*
- Zubereitung: 3 Esslöffel von dem Kräutergemisch für 3 bis 4 Minuten im Wein aufkochen und absieben. In der Thermoskanne aufbewahren.
- Anwendung: Kinder bis zum 6. Lebensjahr mehrmals täglich 1 Teelöffel, Kinder bis zu 12 Jahren 1 Esslöffel. Erwachsene 1 bis 3 Tassen täglich.

Andorn-Rahmsuppe

- Hilft bei: Rachenkatarrh, chronischen Entzündungen der Mandeln, des Rachens und des Kehlkopfes.
- Zutaten: *1 Esslöffel Andornkraut, 1 Tasse kaltes Wasser, 1-2 Esslöffel Butter oder Sahne, 1/4 Liter Südwein*
- Zubereitung: Andornkraut in Wasser 3 Minuten lang aufkochen, absieben, Sahne oder Butter hinzufügen und mit Wein nochmals 2 Minuten aufkochen.
- Anwendung: Warm schluckweise trinken, 1- bis 2-mal täglich 1 Woche lang.

Aronstabwurzel-Wein

- Hilft bei: Klimakterischen Beschwerden, Depression, Hitzewallungen, Stimmungsschwankungen, Nervenschwäche, Schlaflosigkeit.
- Zutaten: *12 g Aronstabwurzeln, 1 Liter Wein*
- Zubereitung: Die Aronstabwurzeln mit dem Wein 5 Minuten aufkochen, abseihen und abfüllen.
- Anwendung: 1- bis 3-mal täglich 1 Likörglas (20 ml).

Bärwurz-Birnen-Honig, das »Hildegard-Gold«

- Hilft bei: Migräne, Blähungen, zur Darmsanierung, gegen Candida-Infektionen und Schimmelpilze, die Migräne auslösen können. Vor und nach einer Darmsanierung nach Hildegard von Bingen ist es unbedingt notwendig, eine ausführliche Darmfloraanalyse durchführen zu lassen. Nur so kann man den Grad der Darmschädigung erkennen. Die alleinige Suche nach Pilzen im Darm ist vollkommen unzureichend. Dazu gehört auch ein Leukozytennachweis, der eine Entzündung im Darm und damit einen Hinweis auf einen »porösen Darm« liefert. Hildegard beschreibt Mikroblutungen aus dem entzündeten Darm, die eine Autoaggression und damit eine chronische Zerstörung des Körpers an irgendeinem Organ auslösen können. Zuverlässige und schnelle Ergebnisse haben wir bisher in über 5 000 Fällen in Zusammenarbeit mit dem Labor von Dr. R. Pohl erhalten (Adresse siehe Anhang). Einen Testbeutel können Sie in unserer Praxis anfordern. Der Befund wird von uns ausgewertet und an Sie zurückgeschickt.
- Zutaten: *Bärwurz-Mischpulver: 35 g Bärwurzpulver, 28 g*

Galgantpulver, 22 g Süßholzpulver, 15 g Bohnenkrautpulver
- Zubereitung: 8 geschälte Birnen ohne Kerngehäuse weich kochen, Wasser wegschütten, mit 8 Esslöffel abgeschäumtem Honig (Honig im Wasserbad erhitzen, mit Gabel stark umrühren, Schaum entfernen) und dem Bärwurz-Mischpulver zu Mus verrühren. In Gläser abfüllen und kühl stellen.
- Anwendung: Im Normalfall erfolgt eine Darmsanierung mit Bärwurz-Birnen-Honig in folgender Dosierung (abhängig vom Alter):
  - morgens 1 Msp. bis 1 Teelöffel vor dem Frühstück pur oder auf Dinkelbrot
  - mittags 2 Msp. bis 2 Teelöffel nach dem Essen
  - abends 3 Msp. bis 3 Teelöffel vor dem Schlafen

Bibernell-Mischpulver

- Hilft bei: Brechreiz, Reisekrankheiten, Schwangerschaftserbrechen.

Das Mittel kann man auch bei Säuglingen und Kleinkindern sowie in der Schwangerschaft erfolgreich einsetzen.
- Zutaten: *Bibernell-Mischpulver: 62 g Mutterkümmel, 22 g weißer Pfeffer, 16 g Bibernellpulver*
- Zubereitung: Alle Zutaten mischen.
- Anwendung: Mehrmals täglich 1 bis 2 Msp. Bibernell-Mischpulver auf Brot essen. Besonders wirksam sind die bei Hildegard beschriebenen Bibernell-Kekse oder aus der Bibernellmischung mit Eigelb, Dinkelmehl und Wasser hergestellte Pfannkuchen.

Brombeer-Elixier

- Hilft bei: Verschleimung, Husten.
- Zutaten: *9 g Bertram, 7,5 g Brombeerblätter, 2 g Ysop, 5 g Origano (Dost), 10 g Honig, 250 ml Wein*
- Zubereitung: Alle Zutaten mischen, aufkochen, absieben.
- Anwendung: 3-mal täglich 1 Likörglas nach dem Essen.

Dinkel

- Hilft bei: Sodbrennen, Magenschmerzen, Gastritis, Depression, Verstopfung, Divertikulose, Darmschleimhautentzündung und bei allen Autoaggressionskrankheiten.
- Anwendung: 3-mal täglich Dinkel in beliebiger Form (Seite 80) essen.

Dinkelganzkörner-Kur

- Hilft bei: Obstipation, Unterernährung, Anorexie; gegen Unterernährung bei Krebs und Aids; als Kost für Sterbende und Schwerkranke; bei Diabetes (1-3 EL Dinkelkörner 3-mal täglich ins Essen geben) können durch diese Maßnahme Antidiabetika und Insulin je nach Glukosespiegel eingespart werden.
- Zubereitung: Dinkel butterweich kochen, mit Butter und Eidotter lasieren, mit etwas Salz abschmecken. Zusammen mit Fencheltee reichen.
- Anwendung: Diese Kost braucht kaum gekaut zu werden, denn sie rutscht von alleine.

Dinkel-Habermus mit Edelkastanien

- Hilft bei: Magen-Darm-Geschwüren; Kräftigungsmittel.
- Zutaten: *Habermus (grob geschrotete Dinkelkörner), Edelkastanienmehl, Süßholzwurzel-Mischpulver: 60 g Süßholzwurzelpulver, 40 g Engelsüßpulver*
- Zubereitung: 1 Teelöffel des Süßholzwurzel-Mischpulvers morgens ins Habermus geben, mit 1 Esslöffel Edelkastanienmehl aufkochen.
- Anwendung: 4 bis 6 Wochen lang zum Frühstück essen.

Edelkastanien

- Helfen bei: Kopfschmerzen wegen Durchblutungsstörungen, Gehirnschwund, Cerebralsklerose.
- Zubereitung: Kastanien mit dem Messer einritzen, auf einem Backblech mit etwas Wasser bei hoher Temperatur weich backen, bis sie aufplatzen. Schälen und als Maronen zum gelöschten Wein (Seite 52) reichen. Bereits geschälte Edelkastanien in Wasser weich kochen. Als Beilage servieren.
- Anwendung: täglich 3 bis 6 Edelkastanien.

Edelpelargonien-Mischpulver

- Hilft bei: Schnupfen, Husten, Heiserkeit, Kopfweh nach Virusinfektionen, Herzschwäche, Herzschmerzen als Grippefolge; Grippeschutzmittel.

Dieses Mittel behandelt die gesamte Grippesymptomatik und verhindert Komplikationen. Es gehört in jede Hausapotheke

(Seite 127). Ist die Grippe massiv, dann hilft die Andorn-Kräutermischung (Seite 94) weiter.
- Zutaten: *30 g Edelpelargonienpulver, 20 g Bertrampulver, 10 g Muskatpulver*
- Zubereitung: Die Zutaten miteinander mischen.
- Anwendung: je nach Erkrankung.
  - Bei Kopfschmerzen 3 Messerspitzen Pulver mit etwas Salz auf einer Scheibe Brot essen oder aus der Hand schlecken.
  - Bei Grippeherzschmerzen das Pulver mit Brot oder durch Auflecken aus der Hand essen.
  - Bei Schnupfen das Pulver an die Nase halten, nur den Duft einatmen.
  - Bei Husten aus Mehl und dem Pulver kleine Kuchen formen, in einer Pfanne unter Beigabe von etwas Butter erhitzen, vor und nach der Mahlzeit essen.
  - Bei Heiserkeit und Halsweh das Pulver in Wein kurz aufkochen, trinken.
  - Bei Darmgrippe, Blähungen das trockene Pulver über Salat oder anderes Essen streuen.

Fenchel-Dill-Kräuter

- Helfen bei: schwerem Schnupfen, chronischer Stirnhöhlen- und Nebenhöhlen-Infektion, Heuschnupfen.
- Zutaten: *20 g Fenchelkraut, 80 g feine Dillspitzen*
- Zubereitung: Die Kräuter mischen und 1 Esslöffel davon auf Tonscherben (Blumentopfscherben) auf der (Elektro- oder Ceran-)Herdplatte verräuchern.
- Anwendung: Den Rauch einatmen und die Pflanzenasche auf Brot essen. Täglich 1-mal über 1 bis 2 Wochen.

Fenchel-Mischpulver (Sivesan)

- Hilft bei: Verdauungsbeschwerden (Universalheilmittel bei Magen-Darm-Leiden), häufigen Schweißausbrüchen; zur Verbesserung von Stoffwechsel und Kreislauf, zur Rekonvaleszenz nach Krankheiten und Operationen, verleiht gute Gesichtsfarbe.
- Zutaten: *16 g Fenchelsamen, 8 g Galgantpulver, 4 g Diptampulver, 2 g Habichtskrautpulver*
- Zubereitung: Alle Zutaten miteinander mischen.
- Anwendung: 2 bis 3 Msp. in ein Likörglas mit warmem Wein oder Petersilientrank, nach dem Mittagessen trinken.

Fenchelsamen

- Hilft bei: Sodbrennen, Stuhlverstopfung, Mund- und Körpergeruch, Fenchel neutralisiert in jeder Anwendungsform Gallensäure (Schwarzgalle, Seite 130), reinigt Magen und Darm von Fäulnisstoffen, mindert Eiterungen, verhindert Mundgeruch und klärt die Augen.
- Anwendung: Als Fencheltee, Fenchelgemüse oder Fencheltabletten (3 bis 5 vor dem Essen) anwenden.

Flohsamen

- Hilft bei: Verstopfung, Colitis, Divertikulose. Zur Entgiftung, Vorbeugung bei Entzündungen in Magen und Darm; als Schutz vor Magen- und Darmkrebs. Im Gegensatz zu den Leinsamen, die Mineralien und Vitamine aus dem Darm aussaugen und dem Körper unzugänglich machen, quillt

der Flohsamen zu einem milden Schleim, der Magen- und Darmschleimhaut schützt und heilt, Gallensäure aufsaugt und entgiftet.
- Anwendung: Bei jeder Mahlzeit 1 Teelöffel Flohsamen über das Essen streuen, viel Fencheltee dazu.

Flohsamen-Wein

- Hilft bei: Neurodermitis, Juckreiz, fieberhaften Allergien. Die Quell- und Schleimstoffe nehmen in Magen und Darm allergene Stoffe auf und sorgen für deren Ausscheidung.
- Zutaten: *3 Esslöffel Flohsamen, 1 Liter Wein*
- Zubereitung: Zutaten 5 Minuten kochen, absieben.
- Anwendung: 3-mal täglich 1 Likörglas vor dem Essen.

Galgant

- Hilft bei: Roemheld-Syndrom, Herzschmerzen, Herzschwäche, Angina-Pectoris-Anfall. Galgant in Form von Galgant-Tabletten ist das am zuverlässigsten wirkende Mittel gegen alle akuten Herzschmerzen.
- Anwendung: 1 Tablette Galgant auf der Zunge zergehen lassen, bis die Beschwerden nachlassen. Gegebenenfalls nach 5 Minuten wiederholen, eventuell 1 Likörglas Petersilien-Honig-Wein (Seite 109) hinterher.

Galgant in Himbeerwasser

- Hilft bei: Grippefieber, Virusfieber, Kinderfieber.

- Zutaten: *1 bis 2 Galgant-Tabletten, 1 Glas Himbeersaft*
- Zubereitung: Die Tabletten im Himbeersaft auflösen, gegebenenfalls den ausgepressten Saft einer halben Zitrone hinzufügen.
- Anwendung: 1-mal täglich bis in den Herbst und Winter hinein trinken.

Galgantwurzel-Wein

- Hilft bei: Periodenschmerzen, Dysmenorrhoe, Nervenschmerzen, Ischialgie. Galgant verhindert die Prostaglandin-Synthese, wodurch es eine entzündungshemmende Wirkung entfaltet. Dadurch verschwinden auf natürliche Weise die Beschwerden.
- Zutaten: *1 Esslöffel Galgantwurzel, 1 Glas Wein*
- Zubereitung: 1 Esslöffel Galgantwurzel in 1 Glas Wein 3 Minuten aufkochen.
- Anwendung: Mehrmals täglich warm, schluckweise trinken.

Goldkur

- Hilft bei: Rheumaschmerzen, Polyarthritis; als Schutz vor Virusgrippe (rechtzeitig im Oktober-November genommen); Universalmittel zur Regulierung der Abwehrkraft. Das Gold bleibt – ohne in den Blutkreislauf zu gelangen – einige Monate im Darm und wird langsam wieder ausgeschieden.
- Zutaten: *1,2 g naturreines Nuggetgold gepulvert, 2 Esslöffel Dinkel- oder Weizenvollkornmehl, 2 Esslöffel Wasser*

- Zubereitung: Zutaten miteinander verkneten. Den Teig halbieren, die eine Hälfte bei 180 °C in 5 Minuten zu Keksen verbacken.
- Anwendung: Am ersten Tag den übrigen Teig und am zweiten Tag den Keks eine halbe Stunde vor dem Frühstück essen.

Hirschzungen-Elixier

- Hilft bei: chronischer Bronchitis, Asthma; Leber-Lungenmittel; eines der besten Hildegard-Heilmittel gegen chronische Lungenleiden.
- Zutaten: *6 g Hirschzungenfarnkraut getrocknet, 1 Liter Wein, 100 g Honig, 5 g langer Pfeffer, 20 g Zimtrinde*
- Zubereitung: Hirschzungenfarnkraut in Wein kochen, Honig hinzufügen und ein zweites Mal aufkochen. Mit langem Pfeffer und Zimt nochmals aufkochen und abfiltern.
- Anwendung: Kurmäßig in der ersten Woche 3-mal täglich 1 Likörglas nach dem Essen, danach vor und nach dem Essen für 6 bis 8 Wochen einnehmen.

Hirschzungenfarn-Pulver

- Hilft bei: Kopfschmerzen nach Unfall, Gehirnerschütterung, posttraumatischen Zuständen, Operationen.
- Zubereitung: 1 bis 3 Msp. Hirschzungenfarnpulver in 1 Likörglas mit warmem Wein geben.
- Anwendung: Alle 2 Stunden oder mindestens 3-mal täglich über 3 Tage einnehmen. Bei Unfallkopfschmerz 2 bis 3 Msp. voll vor und nach dem Essen aus der Hand auflecken.

Kalbsfußknochenbrühe

- Hilft bei: Knochenaufbau von Babys, Kallusbildung nach Knochenbruch, altersbedingtem Verschleiß von Knorpeln, Knochen und Bandscheiben; Osteoporose.
- Zutaten: *1 bis 2 Kalbsfüße aus artgerechter Tierhaltung, 1 bis 1½ Liter Salzwasser, 2 bis 3 Karotten, ¼ Sellerie, Liebstöckel, Ysop, Muskat, Galgant, frischer Schnittlauch als Gewürz*
- Zubereitung: Die in Scheiben gehackten Kalbsfüße in kochendem Wasser kurz blanchieren (zur Säuberung, die Brühe wird dadurch klarer), in Salzwasser aufkochen und die in Stücke geschnittenen Karotten und Sellerie dazugeben, 2 Stunden ziehen lassen. Reichlich Liebstöckel und Ysop mitgaren. Die Brühe absieben, mit Muskat und Galgant abschmecken. Mit Grießklößchen, Nudeln oder als Gemüsesuppe servieren. Mit Schnittlauch garnieren.
- Anwendung: 2- bis 3-mal wöchentlich.

Königskerzen-Fenchel-Wein

- Hilft bei: Heiserkeit, Kehlkopfentzündung (»Sängermittel«).
- Zutaten: *50 g Königskerzenblüten, 50 g Fenchelkörner, ¼ Liter Wein*
- Zubereitung: Zutaten mischen, 1 Esslöffel dieses Gemisches mit dem Wein 2 Minuten abkochen und absieben.
- Anwendung: Mehrmals täglich schluckweise warm trinken, bis die Beschwerden (spätestens nach 2 Wochen) verschwinden.

Kopfsalat

- Hilft bei: Verdauungsschwäche, Verstopfung und bei Durchblutungsstörungen des Gehirns, verhütet vorzeitige Gedächtnisschwäche, Alzheimersche Krankheit.
- Zutaten: *1 Kopfsalat, 1 Esslöffel Weinessig, 2 Esslöffel Sonnenblumenöl, 2 bis 3 Esslöffel weich gekochte Dinkelkörner, 1 Prise Salz, gegebenenfalls etwas Zucker*
- Zubereitung: Die Zutaten mischen, vor dem Essen ziehen lassen und zum Essen servieren.
- Anwendung: 1-mal täglich zum Mittagessen.

Liebstöckel-Dotter-Suppe

- Hilft bei: Menstruationsschmerzen, verhaltenem Monatsfluss, prämenstruellen Beschwerden, aussetzender Menstruation.
- Zutaten: *1 Ei, 250 ml Hühnerbouillon, 2 Esslöffel Sahne, ¼ Liter Wein, 2 Esslöffel Liebstöckelsaft-Urtinktur*
- Zubereitung: Das ganze Ei in Bouillon verquirlen, alles zusammen aufkochen.
- Anwendung: 1-mal täglich vor und nach der Hauptmahlzeit vom Tage des Eisprungs bis zur einsetzenden Menstruation.

Meerrettich-Galgant-Mischung

- Hilft bei: Kurzatmigkeit, Stauungsbronchitis, Atemnot, hartnäckigem Husten, Herzschmerzen. Räumt mit dem schlimmsten Husten auf.
- Zutaten: *1 Esslöffel Meerrettichblätter getrocknet oder*

1 Esslöffel frisch geriebenen Meerrettich, 1 Esslöffel Galgantpulver
- Zubereitung: Die Zutaten vermischen.
- Anwendung: 1 bis 3 Messerspitzen der Mischung auf Brot vor und nach dem Essen.

Meisterwurz-Wein

- Hilft bei: besonders hohem Fieber, Masern, Scharlach, fieberhafter Lungenentzündung, Hirnhautentzündung, Mandelentzündung; ist das Fieber-Universalmittel.
- Zutaten: *1 Esslöffel Meisterwurz geschnitten, ½ Tasse Wein*
- Zubereitung: Zutaten abends ansetzen, über Nacht stehen lassen und am nächsten Morgen abseihen und mit etwas frischem Wein auffüllen.
- Anwendung: Tagsüber schluckweise trinken. Kleinkinder nur teelöffelweise, Kleinstkinder tropfenweise.

Muskatellersalbei-Trank

- Hilft bei: Gastritis, Verdauungsschwäche, Magen- und Darmgeschwüren, Mageneiterung, Appetitlosigkeit. Es handelt sich hier um ein hochwirksames Mittel gegen Gastritis, die bekanntlich unbehandelt in Krebs übergehen kann.
- Zutaten: *10 g Muskatellersalbeiblätter, 1 g Poleiminze, 2 g Fenchelsamen, 50 g abgeschäumter Honig, 1 Liter Wein*
- Zubereitung: Die Kräuter 3 bis 5 Minuten mit Wein un-

ter Zugabe von Honig abkochen, absieben und steril abfüllen.
- Anwendung: 1 bis 2 Likörgläser (bei empfindlichem Magen nur teelöffelweise) nach dem Mittag- und nach dem Abendessen nehmen.

Muskat-Zimt-Nelken-Kekse

- Helfen bei: Nervenschwäche, Energielosigkeit, Konzentrationsschwäche, Geruchs- und Geschmacksverlust, Verbitterung, Übersäuerung durch Schwarzgalle.
- Zutaten: *20 g Zimt, 20 g Muskat, 5 g Nelken, 400 g Dinkelmehl, 250 g Butter, 150 g (brauner) Rohrzucker, 200 g süße Mandeln (gemahlen), 2 ganze Eier, etwas Salz, Wasser nach Bedarf*
- Zubereitung: Das Mehl auf die Arbeitsplatte geben, die Butter in Stückchen darauf verteilen. Zucker, Mandeln, Eier und Gewürze zufügen. Alles mit einem großen Messer durchhacken, zusammenkneten und kalt stellen. Nach zirka 30 Minuten den Teig auswalzen, 2 bis 3 mm dicke Plätzchen ausstechen und auf einem mit Backpapier ausgelegten Blech bei 180 bis 200 °C goldgelb backen.
- Anwendung: Täglich 3 bis 5 dieser Gewürzplätzchen, dazu Dinkelkaffee oder gelöschten Wein (Seite 52).

Mutterkraut

- Hilft bei: Prämenstruellem Syndrom, Menstruationsbeschwerden, Krämpfen, Darmkoliken.
- Zutaten für Mutterkrautsuppe: *Mutterkrautblätter, Butter,*

¼ *Liter Wasser, 1 bis 2 Esslöffel Dinkelmehl, Salz, 1 Messerspitze Bertram*
- Zubereitung Mutterkrautsuppe: Mutterkrautblätter wie Petersilie zerkleinern und mit wenig Butter im Wasser 2 Minuten lang aufkochen. Mit Dinkelmehl oder -grieß, Salz und Bertram zu einer cremigen Suppe köcheln.
- Anwendung Mutterkrautsuppe: 2- bis 3-mal wöchentlich einnehmen, bis die Symptome verschwinden.

- Zutaten für Mutterkrautsalbe: *20 ml Mutterkrautpflanzenbrei oder 2 Esslöffel Mutterkrautsaft, 100 g Butter*
- Zubereitung Mutterkrautsalbe: Mutterkrautpflanzenbrei oder Mutterkrautsaft mit der Butter zu Salbe verrühren. Wasser abtrennen.
- Anwendung Mutterkraut-Salbe: Den Unterleib einmassieren, bis die Schmerzen verschwinden.

Mutterkümmel-Ei-Granulat

- Hilft bei: Sommer-Diarrhoe, Colitis, Morbus Crohn; Basismittel gegen Durchfall.
- Zutaten: *Mutterkümmel-Mischpulver: 8,5 g Mutterkümmelpulver, 1,5 g weißer Pfeffer*
- Zubereitung: Das Granulat gibt es als Fertigprodukt in der Apotheke.
- Anwendung: 1- bis 3-mal täglich 1 Esslöffel Granulat auf Dinkelbrot oder Dinkelzwieback durchkauen. Bei normalem Durchfall nur 1-mal, bei Sommer-Diarrhoe 3 bis 4 Tage lang, bei Colitis ulcerosa wochen- oder monatelang 1- bis 2-mal täglich.

Petersilien-Honig-Trank

- Hilft als: Universalherzmittel zur besseren Durchblutung, Basistherapie bei Altersherz; zur Entgiftung der Milz, Schmerzen nach Herzinfarkt, Herz-Kreislauf-Schwäche.
- Zutaten: *10 Blätter Petersilie, 2 Esslöffel Weinessig, 80-150 g Honig, 1 Liter Kabinettwein (rot)*
- Zubereitung: Petersilie, Weinessig und Wein 5 Minuten lang aufkochen, anschließend Honig hinzugeben, nochmals 5 Minuten aufkochen. Abschäumen, absieben und steril abfüllen.
- Anwendung: Täglich 1- bis 3-mal ein Likörglas voll nach dem Essen oder nach der Einnahme von Galgant- oder Fenchel-Galgant-Tabletten.

Pflaumenkern-Kur

- Hilft bei: Keuchhusten, Reizhusten, trockenem Husten, hartnäckigem Grippehusten. Kein anderes Mittel heilt Keuchhusten in sechs Tagen.
- Zutaten: *40 getrocknete Pflaumenkerne, ¼ Liter Wein, Dinkelgrießsuppe*
- Zubereitung: Die Pflaumenkerne ohne Schale in den Wein legen, bis sie gequollen sind. 6 gequollene Kerne zerhacken und mit 3 Esslöffel vom Wein mit einer Dinkelgrießsuppe aufkochen.
- Anwendung: Täglich 3 bis 6 gequollene Kerne kauen und zur Suppe essen. Die Kur dauert 3 bis 6 Tage. Bei Kleinkindern (ab 2 Jahre) gibt man täglich so viele klein gehackte Pflaumenkerne wie die Kinder Lebensjahre zählen.

Quendel oder Feldthymian (Thymus serpyllum)

- Hilft bei: Ekzemen. Alle Hautausschläge müssen von innen heraus ausgeheilt werden, sonst schlagen sie nach innen und verursachen andere Beschwerden.
- Zubereitung: Besonders beliebt als Quendel-Dinkelgrieß-suppe oder als Salat aus gekochter Roter Bete mit Quendel gewürzt. An alle Fleisch- und Gemüsegerichte kann man 2 bis 4 Messerspitzen Quendel-Gewürz geben und mitkochen (kein Rohgewürz).
- Anwendung: Bis zur Heilung täglich essen.

Rainfarnpulver

- Hilft bei: Schnupfen, Husten, Heiserkeit, Katarrh, chronischer Nebenhöhlenentzündung, trockenem Keuchhusten, Pseudokrupp, Auswurf, Ausfluss. Die vor der Blüte geernteten Rainfarnblätter sind vollkommen ungiftig, sie enthalten kein Thujon. Das Rainfarnpulver in der Zubereitung mit Dinkelmehl ist ein ausgezeichnetes Mittel für lymphatische Kinder (verrotzt, verheult, verquollen), die bei jeder Erkältung mit überschießender Schleimproduktion reagieren.
- Zutaten: *Rainfarnmehl: 0,5 g Rainfarnpulver ohne Blüten, 1 Esslöffel Dinkelfeinmehl*
- Rainfarnmehlsuppe: 1 bis 2 Esslöffel Rainfarnmehl mit kaltem Wasser glatt rühren, in kochendes Salzwasser einrühren, mit Butter als Suppe essen.
- Rainfarnbouillon: 1 Esslöffel Rainfarnmehl mit 1 Ei, 1 Esslöffel Dinkelgrieß und ½ Liter Hühnerbouillon zu einer Suppe aufkochen, mit Salz abschmecken.
- Rainfarnpfannkuchen: 3 Esslöffel Rainfarnmehl mit einem

Ei und etwas Wasser zu Pfannkuchenteig verrühren, in etwas Butter braun backen.
- Rainfarnrührei: 2 Teelöffel Rainfarnmehl mit 1 bis 3 Eiern unter Zugabe von ein wenig Wasser zu Rührei verrühren und in Butter backen.
- Rainfarnmehlschwitze: Aus 1 bis 2 Esslöffel Rainfarnmehl und Butter eine goldbraune Mehlschwitze bereiten und mit etwas Wasser ablöschen. Zu Bohnen oder gedünsteten Fleischgerichten als Soße hervorragend geeignet.
- Anwendung: Bei trockenem Husten, Auswurf Rainfarnmehlsuppe und -bouillon, bei den anderen Beschwerden alle Gerichte über 4 bis 6 Wochen täglich abwechseln.

Rainfarnsuppe

- Hilft bei: Blähungen, Völlegefühl, Verstopfung, Diätfehlern.
- Zutaten: *1 bis 2 Messerspitzen Rainfarnpulver oder ½ Teelöffel Rainfarnblätter frisch gehackt, Dinkelgrießsuppe*
- Zubereitung: Das Rainfarnpulver oder die Rainfarnblätter (vor der Blüte geerntet) in der Dinkelgrießsuppe mitkochen, mit Gewürzen abschmecken.

Salbei-Wein

- Hilft bei: Mund- und Körpergeruch.
- Zutaten: *1 Teelöffel Salbeiblätter, ¼ Liter Wein*
- Zubereitung: Zutaten 2 Minuten kräftig abkochen, absieben.
- Anwendung: Bis zum Verschwinden des Geruchs mehrmals täglich warm schluckweise trinken.

Speisemohn

- Hilft bei: Schlafstörungen, Juckreiz.
- Zubereitung: Mohnsamen in Apfelkompott mischen.
- Anwendung: 1 bis 3 Teelöffel vor dem Schlafen.

Wasserlinsen-Elixier

- Hilft bei: chronischen Erkältungen, Virusinfektionen, Herpes, Abwehrschwäche, Tumor-Rezidiv-Prophylaxe. Das beste Mittel bei chronischer Abwehrschwäche, da es das Immunsystem stimuliert. Es ist die Notbremse, wenn alle anderen Mittel nicht mehr helfen.
- Zutaten: *20 g Wasserlinsen, 6 g weißer Pfeffer, 5 g Ingwerwurzel, 25 g Zimtrinde, 2 g Salbeiblätter, 2 g Fenchelsamen, 1 g Rainfarnkraut, 70 ml abgeschäumten Honig, 14 g Blutwurzblätter, 20 g Ackersenf, 14 g Labkraut, 1 Liter Weißwein*
- Zubereitung: Da das Mittel schwer herzustellen ist, kauft man es besser fertig in der Apotheke.
- Anwendung: Kur mit 6 Flaschen: nach dem Aufstehen und vor dem Zubettgehen 1 Likörglas (20 ml) einnehmen.

Weinraute

- Hilft bei: Prämenstruellen Beschwerden, schmerzhafter Menstruation. Bei Melancholikerinnen wirken Weinraute-Tabletten wie ein Konstitutionsmittel, wobei die Beschwerden oft schlagartig aufhören können.
- Anwendung: 2- bis 3-mal täglich 1 Tablette Weinraute oder 1 Blatt frische Weinraute nach dem Essen.

Wermut-Trank

- Hilft bei: Nierenschwäche, Vorbeugung gegen Herzinfarkt; Übersäuerung (Gallensäure), Augenschwäche, Magen- und Verdauungsstörungen, Unterleibsentzündungen, Ausfluss; zur Vorbeugung gegen Grippe, Erkältung, Arteriosklerose, zur Darmreinigung, bei Bluthochdruck.
- Zutaten: *40 ml Wermutsaft, 1 Liter Wein, 150 g Honig*
- Zubereitung: Jungen Wermut zerkleinern (durch den Wolf drehen), den Saft auspressen. Wein mit Honig kurz aufkochen und den Saft bei Siedehitze in den Honigwein gießen.
- Anwendung: Kurmäßig von Mai bis Oktober jeden zweiten Tag, um Schnupfen, Husten, Heiserkeit und Grippe vorzubeugen, in akuten Fällen auch das ganze Jahr hindurch trinken.

Wermut-Eisenkraut-Wein

- Hilft bei: Zahnschmerzen, Sanierung von vereiterten Zahnherden, Phantomschmerzen nach Zahnbehandlung; als Alternative zur Antibiotika-Behandlung vereiterter Zähne, zur Ausleitung von Amalgam nach Sanierung, zur Herdbeseitigung im Dentalbereich. Meistens verschwinden die Zahnschmerzen sofort, und nach wenigen Tagen hat sich der Herd beruhigt. Diese Anwendung ist einer Antibiotika-Behandlung vorzuziehen, da sie wirksamer und ungefährlich ist.
- Zutaten: *25 g Wermutkraut, 25 g Eisenkraut, 250 ml Wein, 1 bis 2 Teelöffel Rohrzucker*
- Zubereitung: 1 Esslöffel der Kräutermischung 1 bis 3 Minuten in Wein kräftig aufkochen, absieben.

- Anwendung: Die warmen Kräuter über dem Entzündungsherd als Kompresse ½ bis 1 Stunde aufbinden. Den abgesiebten Wein mit Rohrzucker süßen und warm schluckweise trinken. 1- bis 2-mal täglich wiederholen, gegebenenfalls über 3 bis 7 Tage.

Salben, Cremes und Öle

In der Hildegard-Heilkunde werden kostbare Pflanzen- und Tierfette eingesetzt. Sie transportieren entweder die Pflanzeninhaltsstoffe zu den Organen oder besitzen selbst heilende Wirkung, wie die entzündungshemmende Maibutter in der Tannencreme. Viele Pflanzen synthetisieren nur im Frühling bestimmte Wirkstoffe. Durch die Zugabe von 1 bis 2 Tropfen echtem Rosenöl wird die Wirksamkeit aller Salben, Cremes und Öle verstärkt.

Apfelknospenöl

- Hilft bei: Migräne und Kopfschmerzen durch Leber-, Milz-, Magen-, Darmleiden (eventuell zusammen mit Petersilien-Honig-Trank, Seite 109).
- Zutaten: *10 bis 20 Apfelblütenknospen, 100 ml Olivenöl*
- Zubereitung: 1 Hand voll Apfelknospen in 1 Marmeladenglas mit Olivenöl einlegen, 10 Tage in die Sonne stellen, absieben.
- Anwendung: Vor dem Schlafengehen Kopf, Stirn und Schläfen mit dem Öl einmassieren.

Einfache Rebtropfen

- Helfen bei: Augenbrennen, Bindehautentzündung, Sehschwäche.
- Zutaten: *40 ml Rebstocksaft*
- Anwendung: Mit diesen einfachen Rebtropfen, die wie natürliche Tränen sind, befeuchte man oben und unten die Augenlider täglich 1- bis 2-mal für längere Zeit, bis die Augenbeschwerden verschwunden sind.

Melaleukaöl (Myrtenöl)

- Hilft bei: Hautinfektionen, Hautpilz, Nagelbettmykosen, Akne, Pickel, Schuppenflechte (Psoriasis). Das Melaleukaöl, heute auch als Teebaumöl bekannt, bringt Eiterherde unter der Haut zum Verschwinden, beseitigt Akne und Pickel. Besonders erfolgreich ist die Melaleuka-Behandlung bei Pilzbefall von Zehen- und Fingernägeln.
- Zutaten: *Australisches Melaleukaöl (Teebaumöl)*
- Anwendung: Vor der Behandlung 1 Tropfen Melaleukaöl am Handrücken einmassieren, 5 Minuten beobachten, ob sich eine Allergie (Rötung) entwickelt. Wenn das nicht der Fall ist, die betroffenen Stellen mit dem Öl einmassieren.

Ölige Rebtropfen

- Helfen bei: Ohrenschmerzen (Mittelohrentzündungen, auch bei Kindern), Kopfschmerzen, Facialis- und Trigeminus-Neuralgie, beginnendem Tinnitus.
- Zutaten: *40 ml Rebstocksaft, 60 ml Olivenöl*

- Zubereitung: Flüssigkeiten mischen und vor Gebrauch kräftig schütteln.
- Anwendung: Ölige Rebtropfen vor und hinter dem Ohr kräftig einmassieren. Dadurch verschwinden selbst schwerste Ohrenschmerzen – besonders bei Kleinkindern – innerhalb von wenigen Minuten. Bei Neuralgien werden die Tropfen an den Schmerzstellen direkt einmassiert.

Rosen-Olivenöl

- Hilft bei: Kopfschmerzen bei Facialis-Lähmung, Verspannungen der Halswirbelsäule, allgemein bei Nervenschmerzen, Seitenstechen und beginnender Gallenkolik.
- Zutaten: *1 ml echtes Rosenöl auf 100 ml Olivenöl*
- Zubereitung: Die Öle vermischen.
- Anwendung: Das Öl auf Stirn, Schläfen, Kopf und Nacken oder den betroffenen schmerzhaften Stellen alle drei Stunden bis zur Besserung einmassieren.

Salbei-Butter-Salbe

- Hilft bei: Kopfschmerzen durch Diätfehler.
- Zutaten: *10 g Salbeipulver, 10 g Majoranpulver, 10 g Fenchelpulver, 40 g Andornpulver, 500 g Butter*
- Zubereitung: Das Pulvergemisch in Butter einrühren und unter ständigem Rühren im Wasserbad zusammenschmelzen, kalt absieben und im Kühlschrank aufbewahren.
- Anwendung: Die Salbei-Butter-Salbe auf Stirn, Schläfen, Kopf sowie Nacken einmassieren. Mehrmals täglich wiederholen.

Tannencreme

- Hilft bei:
 a) Nebenhöhlen-Kopfschmerzen sowie bei Kopfschmerzen nach Stress oder seelischer Erregung;
 b) nervösem Magen, nervös bedingten Magen-Darm-Leiden, Schmerzen in der Magengrube (Sonnengeflecht), Schwäche der Bauchspeicheldrüse.
- Zutaten: *50 g Frühlingstannennadeln, 25 g Salbeiblätter, 100 g Maikuhbutter, 250 ml Wasser*
- Zubereitung: Tannennadeln mit Salbeiblättern klein schneiden, in Wasser zu Brei kochen, mit Maibutter unter ständigem Rühren zusammenschmelzen, kalt rühren, vom Wasser abtrennen und in Salbengefäßen im Kühlschrank aufbewahren.
- Anwendung:
 a) Zuerst die Herzgegend, dann Schläfen, Stirn und den ganzen Körper mit der Creme einmassieren;
 b) 1- bis 2-mal täglich das Herz und das Sonnengeflecht zwischen Brustbein und Bauchnabel einmassieren.

Veilchencreme

- Hilft bei: Kopfschmerzen durch Stirnhöhlenentzündung, Neuralgien, Kopfweh bei Nebenhöhlenentzündungen, Hautgeschwüren, Myomen, Behandlung von Operationsnarben, Strahlungsschäden, Pfeifferschem Drüsenfieber, der Hodgkinschen Krankheit, Zystenbildung in der Brust, Bindegewebsknoten, Mastopathie, Brustkrebs, geschwollenen Lymphknoten, Hautkrebs; zum Schutz vor Strahlenschäden, zur Störfeldbeseitigung und gegen Warzen.

- Zutaten: *30 ml frisch gepresster Veilchenblätter- und -blütensaft, 10 ml Olivenöl, 30 g Ziegenfett*
- Zubereitung: Die Zutaten im Wasserbad miteinander verrühren und vorsichtig zum Sieden bringen, wässrige Schicht abtrennen, abkühlen lassen und kalt stellen.
- Anwendung:
  - Bei Kopfschmerzen Stirn und Schläfen einmassieren, mehrmals täglich wiederholen.
  - Um Metastasen nach Brustoperationen zu verhindern, die Operationsnarbe zur Mitte hin einreiben und zum Lymphgefäß ausstreichen.
  - Bei allen anderen Beschwerden die geschwollenen Lymphknoten mit der Veilchencreme in Richtung Milz einmassieren und ausstreichen.

Weingeist-Oliven-Rosenöl

- Hilft bei: gestörter Wundheilung; zur Desinfektion von Wunden.
- Zutaten: *100 ml Weingeist (Alkohol 70%ig), 30 ml Olivenöl (kalt gepresst, sehr gute Qualität), 0,5 ml Rosenöl*
- Zubereitung: Alle Zutaten verschütteln.
- Anwendung: Die Wunde mit dem Feinmischöl desinfizieren und eine Mullkompresse, mit dem gleichen Gemisch getränkt, auf die Wunde binden. 3-mal wiederholen.

Wermutöl

- Hilft bei: Hustenschmerz, Kleinkinderhusten, Grippe, Bronchitis, Seitenschmerzen, Brustschmerzen. Das Wermutöl ist

ein vorzügliches Mittel gegen Schmerzen und hilft besonders bei Kleinkinderhusten.
- Zutaten: *10 ml Wermutsaft, 20 ml Olivenöl*
- Zubereitung: Frisch gepressten Wermutsaft in Olivenöl mischen und in einer Medizinflasche 10 Tage dem Sonnenlicht aussetzen.
- Anwendung: Einige Tropfen ein- oder mehrmals täglich (vor dem Schlafen) über dem Brustbein einreiben. Vorsicht! Wermutöl kann Allergien auslösen. Deshalb vorher einen Tropfen einreiben und beobachten, ob eine Rötung eintritt. Ist dies der Fall, darf das Mittel nicht eingesetzt werden.

Anwendungen

Die folgenden Anwendungen zeichnen sich aus durch einfache Handhabungen und verblüffende Wirksamkeit, selbst in verzweifelten Fällen.

Dachsfell

- Hilft bei: Durchblutungsstörungen, Psoriasis, kalten und schmerzhaften Gelenken durch Arthrose, kalten Füßen, »abgestorbenen Füßen« durch diabetischen Kältebrand (Gangrän), zur Schmerzbeseitigung. Die starken Borstenhaare des Dachsfells erwärmen durch Mikromassage die Haut, führen zu verbesserter Durchblutung und ermöglichen dadurch auf andere Weise nicht erreichbare Heilun-

gen. Durch das Dachsfell konnte schon manches Bein vor Amputation gerettet werden.
- Anwendung: Hildegard empfiehlt, Artikel aus Dachsfell direkt auf der Haut zu tragen: Dachsgürtel um die Nierengegend, Dachsschuhe ohne Socken oder mit Socken aus Dachsfell.

Eisenkraut-Kompresse

- Hilft bei: Abszessen, Fisteln, Haarwurzel-Abszessen, Eiterungen, Nagelbettvereiterungen, Brustdrüsen-Entzündungen, Furunkeln, Zeckenbissen, infizierten Lymphdrüsenschwellungen, Herpes zoster. Durch die Behandlung öffnen sich die Abszesse und können ohne Operation ausheilen.
- Zutaten: *1 Esslöffel Eisenkraut, 250 ml Wasser*
- Zubereitung: Kräuter ins Wasser geben, 3 Minuten aufkochen, absieben.
- Anwendung: Warme Kräuter in einer sterilen Mullbinde mindestens 1 Stunde lang als Kompresse auf die Wunde legen. Nach Trockenwerden der Kompresse 2- bis 3-mal erneuern.

Gerstenbad

- Hilft bei: Muskelschwund, Körperschwäche, in der Rekonvaleszenz.
- Zutaten: *1 kg Gerste, 4 Liter Wasser*
- Zubereitung: Die Gerste im Wasser 20 Minuten kochen, absieben und den Extrakt ins Badewasser gießen.
- Anwendung: 20 Minuten bei 38 ° 2- bis 3-mal wöchentlich baden.

Kaltwasser-Behandlung

- Hilft bei: Kariesprophylaxe für gesunde Zähne.
- Anwendung: Morgens nach dem Frühstück sowie nach jedem Essen mit kaltem Wasser die Zähne putzen. Dies sorgt für kräftige Zähne mit hartem Zahnbein.

Leinsamen-Kompresse

- Hilft bei: Seitenstechen, Juckreiz, offenen Ekzemen, Ekzemen mit Juckreiz, Nesselsucht, allergischem Kontaktekzem, Neurodermitis, blasenbildenden Dermatosen (Pemphigus), Gürtelrose (Herpes zoster), Psoriasis (Schuppenflechte) mit Juckreiz, Prellungen, nässenden Ekzemen, wunder und rissiger Haut, Wundheilungsstörungen, Verbrennungen.
- Zutaten: *3 Esslöffel Leinsamen, 1 Liter Wasser*
- Zubereitung: Leinsamen in Wasser kochen. Den Leinsamenschleim durch das Leintuch filtrieren und die Schalen abtrennen.
- Anwendung: Leinsamen-Kompresse warm und feucht mindestens 1 Stunde auf die Wunde legen und nach dem Abtrocknen erneuern. Bei Bedarf 3-mal täglich wiederholen, bis die Wundheilung eintritt. Die Kompresse kann sogar auf offene Brandwunden gelegt werden: Der Schleim saugt verbrannte Hautreste ab und sorgt für narbenlose Ausheilung.

Maulbeerblätter

- Helfen bei: Hautausschlägen, juckender Allergie, Krätze, Psoriasis.

- Zutaten: *1 Hand voll Maulbeerblätter, 1 Liter Wasser*
- Zubereitung: Die Maulbeerblätter in Wasser 3 Minuten kräftig auskochen und absieben.
- Anwendung: Mit dem Maulbeerblätter-Tee die juckenden Hautstellen waschen oder darin baden. Man kann auch feuchte, warme Maulbeerblätter-Kompressen 1 Stunde lang auf die Wunden binden und nach dem Trocknen erneuern. Der Maulbeerblätter-Tee kann ebenso auf heißen Saunasteinen zum Verdampfen gebracht und inhaliert werden.

Rautensalbe zur Nierenmassage

- Hilft bei: Nierenschmerzen, Nierenleiden, Bluthochdruck. Durch diese Anwendung werden erhöhte Blutdruckwerte normalisiert und die Nieren zur Ausscheidung angeregt. Die Nebenniere produziert mehr Hormone für die Blutdruckregulation.
- Zutaten: *20 g Rautensaft, 20 g Wermutsaft, 5 Tropfen Rosenöl, 50 g Bärenfett*
- Zubereitung: Zutaten zu einer Creme verrühren.
- Anwendung: Ulmenholz-Kaminfeuer anzünden und die Salbe mit rhythmischen Bewegungen im Nierenbereich einmassieren. 15 Minuten vor dem Feuer wirken lassen.

Rebaschenlauge

- Hilft bei: Parodontose, Zahnfleischbluten, Zahnfleischentzündung und als Zahnpflegemittel für schöne Zähne.
- Zutaten: *1 Hand voll Weinrebenzweige, 1 Liter Wein*

- Zubereitung: Im Frühjahr abgeschnittene Weinreben sammeln und sonnentrocknen, auf einem Rost oder einer Alufolie im Kamin veraschen und die Pflanzenasche (etwa 10 g) gepulvert in den Wein schütten. Oder die Rebasche auf einem Blech im Backofen für 5 Minuten auf 280 °C erhitzen und veraschen. Rebaschenwein aufschütteln.
- Anwendung: Einen großen Schluck in den Mund nehmen, nach dem Essen die Zähne putzen. Ausspucken, nicht nachspülen. Diese Zahnbehandlung macht ein Zähneputzen mit handelsüblicher Zahnpasta unnötig.

Ringelblumen

- Helfen bei: akuten und chronischen Vergiftungen, Arzneimittelvergiftungen, Fischvergiftung, Pilzvergiftung, Salmonellose. Mit dieser Behandlung sind die schlimmsten Vergiftungen in kurzer Zeit wieder verschwunden.
- Zutaten: *1 bis 2 Esslöffel Ringelblumen frisch oder getrocknet, ¼ bis ½ Liter Wasser*
- Zubereitung: Die Ringelblumen in Wasser 2 bis 5 Minuten aufkochen, absieben.
- Anwendung: Die Blüten als Kompresse auf den Magen legen, den Tee warm schluckweise trinken. Im Bett liegen bleiben. Die Entgiftung erfolgt durch Erbrechen oder Durchfall.

Schafgarbenblätter/Scharfgarbenpulver

- Helfen bei: Verletzungen, frischen oder infizierten Wunden; zur Wundbehandlung, Operationsvor- und -nachbehandlungen, inneren Wunden, Infektionen, Zerrungen,

Quetschungen. Mit dieser Methode heilen auch die allerschlimmsten infizierten Wunden. Selbst antibiotikaresistente Keime lassen sich beseitigen. Schafgarbenblätter helfen sogar bei angeblich hoffnungslosen Fällen.
- Zutaten: *1 Esslöffel Schafgarbenblätter (möglichst frisch), 250 ml Wasser*
- Zubereitung: Schafgarbenblätter in Wasser etwa eine Minute aufkochen.
- Anwendung je nach Indikation:
  - Wundbehandlung: Wunden zuerst mit Alkohol desinfizieren. Wasser aus den Blättern drücken, Blätter warm und locker als Kompresse auf die Wunde binden. Öfters erneuern. Möglichst nicht trocken werden lassen. Die warmen gekochten Schafgarbenblätter kann man auch unmittelbar auf eine gereinigte Wunde binden.
  - Zur Operationsvorbereitung, als Schutz vor Sepsis und Hospitalkeimen: 3 Tage vorher 3 Messerspitzen Schafgarbenpulver in 1/4 bis 1/2 Liter Schafgarbentee über den Tag verteilt trinken.
  - Für eine komplikationsfreie Wundheilung nach der Operation: bis zu 10 Tage in gleicher Weise verfahren.

Wegerichsaft-Urtinktur

- Hilft bei: Bienen-, Mücken-, Wespen-, Hornissen-, Skorpionstich (Zeckenbiss).
- Anwendung: Sofort die Stichstelle mit Wegerichsaft oder frischen, gequetschten Wegerich- (Spitzwegerich oder Breitwegerich) Blättern bestreichen.

Weizen-Packung

- Hilft bei: Ischialgie und Hexenschuss.
- Zubereitung: 1 kg Weizenkörner mit 3 Liter Wasser eine halbe Stunde aufkochen, absieben.
- Anwendung: Die warmen Körner auf eine doppelte Lage Frotteehandtücher geben und 2 bis 3 Stunden mit der nackten Haut darauf legen.

Vorsicht: Verbrennungsgefahr. Vorher mit der Hand Verträglichkeit feststellen.

Wiesengrün-Wasser-Behandlung

- Hilft bei: Sehverlust, trüben Augen durch beginnenden grauen oder grünen Star.
- Anwendung: Schauen Sie intensiv auf das Grün einer Wiese. Tauchen Sie danach ein Tuch in reines Wasser, drücken überschüssiges Wasser aus und legen es möglichst oft über die Augen.

Wilde Minze (Mentha sativa)

- Hilft bei: Krätze. Bei Hildegard wird zum ersten Mal die Krätzmilbe beschrieben und behandelt.
- Zubereitung: Die wilde Minze zerpulvern.
- Anwendung: Das Pulver 3-mal täglich mit einer Kompresse auf die befallene Stelle legen, bis die Milben verschwunden sind (bis zu 4 Wochen).

Zypressenbad

- Hilft bei: Nervenschwäche, Kraftlosigkeit, Altersschwäche, Kräfteverfall, Hysterie.
- Zutaten: *1 Hand voll Zypressenzweige, 2 Liter Wasser*
- Zubereitung: Zypressenzweige im Wasser 20 Minuten aufkochen, absieben und den Sud ins Badewasser bei 38 °C geben.
- Anwendung: Mehrmals wöchentlich 20 Minuten baden, danach 1 Stunde ruhen.

Anhang

Haus- und Notfallapotheke nach Hildegard

(Produkte in der Apotheke besorgen, Bezugsadressen Seite 131)

Akeleisaft: als Fiebermittel, bei Viruserkrankungen von Kindern

Andorn-Mischkräuter (Grippekräuter): bei Schnupfen, Husten, Heiserkeit

Bärwurz-Mischpulver: bei Migräne, Kopfschmerz, zur Darmsanierung

Dachsfell: gegen Schmerzen

Edelpelargonien-Mischpulver (Grippepulver): zur Vorbeugung gegen Grippe

Eiflocken mit Mutterkümmel: bei Durchfall

Eisenkraut und Wermutkraut: bei Zahnschmerzen

Fenchel-Galgant-Tabletten: bei Krämpfen, Schmerzen

Galgant-Tabletten (0,1g): bei Herzschmerzen, Herzschwäche, Herzschwindel

Honigwein mit Petersilie: bei Herzschwäche

Jaspisscheibe: bei Herzrhythmusstörungen, Rheuma

Leinsamen (in Leintuch): bei Verbrennungen, Schmerzen

Meisterwurz (geschnitten): als Fiebermittel

Olivenöl mit Rosenöl: als Schmerzmittel, bei Krämpfen

Rebtropfen (einfache): bei Bindehautentzündung

Rebtropfen (ölige): bei Ohrenschmerzen

Schafgarben-Pulver: zur Wundheilung, Vorbereitung bei Operationen

Spitzwegerich-Saft: bei Insektenstichen

Tannencreme: bei Kopf-, Herz-, Magen- und Bauchschmerzen

Veilchencreme: zur Wundheilung, bei Geschwüren und Narben
Wermutkraut/Eisenkraut: bei Zahnschmerzen
Wermutöl: bei Husten, Bronchitis
Wermutsalbe: bei Rheuma, Arthritis

Lexikon zur Hildegard-Medizin

Code, genetischer: Die Information in unserer Erbsubstanz wird durch vier Elemente, die Kernbasen Adenin, Cytosin, Guanin und Thymin festgelegt. Jeweils drei dieser Basen bilden gleichsam einen Buchstaben (Code) im Buch der Erbinformation.

Herdinfekte: chronische Infektionen, beispielsweise chronische Nebenhöhlenentzündung, vereiterte oder tote Zähne, vereiterte Mandeln, chronisch gereizter Blinddarm, ständige Blasenentzündung.

Lebenskraft (auch: viriditas oder Grünkraft): Die Kraft, die allem Lebendigem innewohnt und von Gott gegeben wird. Zur Lebenskraft gehören die Kraft der Jugend, die Sexualität, die Zellvermehrung, die Regenerationskraft. Krankheit ist ein Mangel an Lebenskraft, der durch die Lebenskraft in gesunder Nahrung wieder ausgeglichen wird.

Melanche (schwarzer Gallenfarbstoff und Gallensäure): Der Stoff, der traurig macht und sich im Blut eines jeden Menschen bei Krankheit mehr, bei Gesundheit weniger finden lässt. Ziel der Hildegardschen Therapie ist es, die krankheitsauslösende Melanche auszuleiten (zu beseitigen).

Melanche-Neutralisation: Hildegard-Maßnahme zur Beseitigung des Depressionsstoffs → Melanche. Als Heilmittel gegen Melancholie wirken beispielsweise Dinkel, Fenchel, süße Mandeln, gelöschter Wein und Aronstab-Elixier. Dagegen vermehren Stress, Fast Food und → Küchengifte die Melanche.

pH-Wert: Säurewert einer Flüssigkeit, der von stark sauer (pH = 1) über neutral bis stark basisch (pH = 14) reicht: Blut (pH = 7,4), Magenflüssigkeit (pH = 1).

Radikalfänger, Antioxidantien: Freie Sauerstoff-Radikale treten auch beim normalen Stoffwechsel vorübergehend auf. Werden sie nicht von Antioxidantien (Vitamine C, E und P, Betakarotin, Selen) unschädlich gemacht, können sie beispielsweise zu vorzeitigen Alterungserscheinungen, Ablagerungen von Cholesterin in den Blutgefäßen und zu krebsauslösenden Zerstörungen am Erbgut führen.

Säfte: Als Säfte oder Phlegmata bezeichnet Hildegard vier, den Elementen Feuer, Wasser, Erde, Luft zugeordnete Eigenschaften des menschlichen Körpers, die beim Gesunden im Gleichgewicht stehen müssen. Sie unterscheidet trockenes, feuchtes, schaumiges und lauwarmes Phlegma.

Schwarzgalle: Gallensäure und Gallenfarbstoff

Subtilität: Der Heilwert in den Naturdingen, die von Gott für den Menschen in der Schöpfung bereitgestellt wurden.

Toxine: Giftstoffe, die durch den Stoffwechsel von Bakterien, Viren oder Pilzen frei werden und den Körper schwer und dauerhaft schwächen und vergiften können.

Viriditas: → Lebenskraft

Adressen, die weiterhelfen

Bezugsquellen Deutschland

Hildegard-Produkte allgemein
Jura-Naturheilmittel KG: Wolfgang Gollwitzer, Nestgasse 2-6, 78464 Konstanz
Stadtmühle: Egon Binz, 78187 Geisingen, Filiale: Theodor-Heuss-Straße 36, 78467 Konstanz
's Geisarieder Lädele: Rosenweg 2, 87616 Marktoberdorf-Geisenried

Dachsfellgürtel und -schuhe
Schuhmacherei Pollak: Rosenweg 3, 78315 Radolfzell-Liggeringen

Dinkelspelz-Unterbetten, -Steppdecken und -Kopfkissen
Waltraud Daum: Rechenauerstraße 95, 83022 Rosenheim

Edelsteine
Schleiferstüble: G. Mehl, Wessenbergstraße 31, 78462 Konstanz
Dietlinde van der Zalm: Hochstraße 6, 65558 Isselbach-Ruppenrod

Edelkastanienhölzer, Spazierstöcke, Greiflinge
Rebholz KG: Pommernweg 5, 71720 Oberstenfeld

Dinkelbier
Apostel-Bräu: Eben 11-15, 94051 Hauzenberg

Biologischer Weinbau

Willi Frey: Rüstlinberg 5, 79112 Freiburg-Tiengen

Weinbau und Weinkellerei Georg Pfisterer: Landstraße 78, 69198 Schriesheim

Klosterladen Disibodenberg (Wein, Äpfel und Bücher): Freiherr von Racknitz, 55571 Odernheim

Hildegard-Küche und -Ferien

Kurhaus Hildegard: Strandweg 1, 78476 Allensbach

Hotel Sponheimer Hof: Familie Heinz Schütz, Sponheimer Straße 19-23, 56850 Enkirch/Mosel

Kräuter und Gewürze

Gärtnerei Bornträger und Schlemmer: 67591 Offstein

Bezugsquellen Schweiz

Hildegard-Vertriebs AG: Aeschenvorstadt 24, CH-4010 Basel

Handels- und Kundenmühle Koch & Co.: CH-8272 Ermatingen/TG

Gärtnerei R. Braun: Bronschhoferstraße 48, CH-9500 Wil/SG

Bezugsquellen Österreich

Helmut Posch: Weinbergweg, A-4880 St. Georgen im Attergau

Praxen, Vereine, Zeitschriften

Hildegard-Zentrum Bodensee: Kurhaus Hildegard und Hildegard-Praxis Dr. W. Strehlow, Strandweg 1, 78476 Allensbach

Förderkreis Hildegard von Bingen Konstanz e. V.: Schiffstraße 2, 78464 Konstanz

Mikrobiologisch-Biochemische Analyse: Dr. Rüdiger Pohl, c/o MBA GmbH, Pieskower Straße 33, 15526 Bad Saarow. Tel.: 03 36 31-52 17/ Fax: 03 36 31-52 18

Bücher, die weiterhelfen

Werke der Hildegard von Bingen

Hildegard von Bingen: Scivias. Otto Müller Verlag, Salzburg

Hildegard von Bingen: Der Mensch in der Verantwortung (Übersetzung des Buches »Liver Vitae meritorum«). Otto Müller Verlag, Salzburg

Hildegard von Bingen: Welt und Mensch (Übersetzung von »Liber Divinorum operum«). Otto Müller Verlag, Salzburg

Hildegard von Bingen: Causae et Curae. Neudruck der Basler Hildegard-Gesellschaft

Hildegard von Bingen: Ursachen und Behandlung der Krankheiten. Haug Verlag, Heidelberg

Hildegard von Bingen: Physica. In: Patrologia Latina, Band CXCVII. Basler Hildegard-Gesellschaft

Hildegard von Bingen: Heilmittel (Übersetzung von »Physica«). Basler Hildegard-Gesellschaft

Hildegard von Bingen: Briefwechsel mit Wibert von Gembloux. Herausgeberin: Walburga Storch, Pattloch Verlag, Augsburg

Zur Medizin der Hildegard von Bingen

Hertzka G.: So heilt Gott: Christiana Verlag, Stein am Rhein

Hertzka G.: Kleine Hildegard-Hausapotheke. Christiana Verlag, Stein am Rhein

Hertzka G.: Wunder der Hildegard-Medizin. Christiana Verlag, Stein am Rhein

Hertzka G., Strehlow W.: Die Küchengeheimnisse der Hildegard-Medizin. Hermann Bauer Verlag, Freiburg

Hertzka G., Strehlow W.: Die Edelsteinmedizin der hl. Hildegard. Hermann Bauer Verlag, Freiburg

Hertzka G., Strehlow W.: Handbuch der Hildegard-Medizin. Hermann Bauer Verlag, Freiburg

Hertzka G., Strehlow W.: Große Hildegard-Apotheke. Hermann Bauer Verlag, Freiburg

Strehlow W.: Ernährungstherapie der hl. Hildegard. Bauer Verlag, Freiburg

Strehlow W.: Heilen mit der Kraft der Seele – die Psychotherapie der hl. Hildegard. Hermann Bauer Verlag, Freiburg

Strehlow W.: Beiträge in der Reihe »Lebensweisheiten der hl. Hildegard«, Kanisius Verlag, Freiburg, Konstanz. Bisher erschienen: »Die Kunst des Alterns«, »Maß und Maßlosigkeit«, »Wege aus der Traurigkeit«, »Durchbruch zur Liebe«, »Freuden und Leidenschaften des Alters«, »Heil, heilig, Heilung«, »Über die Wut im Bauch«

Strehlow W.: Das Hildegard-von-Bingen-Kochbuch. Heyne Verlag, München

Strehlow W.: Wie Hildegard-Medizin vorbeugt und heilt. Herder Verlag, Freiburg im Breisgau

Strehlow W.: Das Gesundheitsprogramm der Hildegard von Bingen: Herz-Kreislauf-Erkrankungen/Frauen-Heilkunde/Hauterkrankungen/Rheuma und Gicht. Knaur Verlag, München

Strehlow W.: Das Gesundheitsprogramm der Hildegard von Bingen: Magen-Darm-Leiden/Krebs und Abwehrschwäche. Strehlow Verlag, Allensbach

Register

Abszess 28, 33, 120
Abwehrkräfte 102
Abwehrschwäche 28, 36, 64, 112
Abwehrsystem, geschwächtes 40, 64
Aderlass 90 f.
Akelei-Urtinktur 93 f.
Akne 28, 74, 115
Allergie 16, 33, 38, 41, 60, 101, 121
Allergiefieber 93, 101
Altersflecken 34, 82
Altersschwäche 126
Alzheimersche Krankheit 70
Amalgam 59
Amethyst 82
Aminosäuren 63
Anämie 73
Andorn-Kräutermischung 94
Andorn-Rahmsuppe 94
Angina 93
Angina Pectoris-Anfall 90, 101
Angst 33, 84
Anorexie 97
Antibiotika 57
Apfelknospenöl 114
Appetitlosigkeit 45, 73, 106
Ärger 18, 40
Aronstabwurzel-Wein 95
Arteriosklerose 30, 32, 54, 62, 80, 113
Arthrose 76, 119
Arzneimittelvergiftung 43, 57, 123
Asthma 28, 91, 103
Atemnot 28, 37, 50, 77, 105
Atemwegsinfektion 50
Aufstoßen 28, 41, 58
Augen, trübe 125
Augenbrennen 29, 37, 115
Augeninnendruck, erhöhter 84
Augenklärung 100
Augenlinsentrübung 29, 55
Augenschwäche 29, 113
Augentropfen 84

Ausfluss 29, 110, 113
Ausleitungstherapie 23, 89 ff.
Auswurf 29 f., 110

Bakterien 33, 41, 65, 68, 89
Bandscheibenverschleiß 104
Bärwurz-Birnen-Honig 95 f.
Bauchschmerzen 28, 31, 58
Bauchspeicheldrüsen-Schwäche 117
Bertram (Anacyclus pyrethrum) 73
Bibernell-Mischpulver 96
Bienenstich 124
Bindegewebsknoten 117
Bindegewebszyste 29, 82
Bindehautentzündung 115
Bindehautrötung 29
Blähungen 17, 30 f., 51, 58, 67, 95, 111
Bläschen, gerötete 58
Blasenentzündung 73
Blinddarmentzündung 16
Blutarmut 66, 73, 75
Bluthochdruck 30, 47 f., 65, 68, 80, 90, 122
Bluterguss 36, 50, 60 s. a. Hämatom
Blutfettwerte 72
Blut-Fließeigenschaften 74, 90
Blutgefäß-Verengung 80
Blutreinigung 71, 73 f.
Blut-Übersäuerung 80
Blutvergiftung 45
Blutverlust 71
Blutzuckerwerte 81
Bohnen 63
Borreliose 59
Brechreiz 30, 96
Brennnessel 73
Brombeer-Elixier 97
Bronchitis 30, 70, 91, 103, 118
Bruchleiden 64
Brustdrüsen-Entzündung 31, 120
Brustkrebs 117
Brustschmerzen 118
Brustschwellung 43

Candida-Infektionen 95
Cerebralsklerose 98
Chemotherapie 56
Cholesterin 65, 67 f., 71, 77, 80 f., 90
Colitis 31, 62, 69, 100, 108

Dachsfell 119
Darmentzündung 100
Darmgeschwür 41, 106
Darmkolik 50, 107
Darmkrebs 100
Darmleiden 76, 114
Darmparasiten 65
Darmreinigung 31, 113
Darmsanierung 31, 95 f.
Darmschleimhautentzündung 31, 67, 97
Depression 16, 21, 32 f., 95, 97
Dermatose 121
Diabetes 32, 73
– Unterernährung 97
Diät 76, 78 ff.
Diätfehler 40, 111, 116
Dickdarmentzündung *siehe* Colitis
Dinkel 24 f., 62 f., 97
Dinkelganzkörner-Kur 97
Dinkel-Habermus 98
Dinkelkur 80
Divertikulose 97, 100
Drei-Tage-Fieberdiät 79
Dünndarm-Entzündung 43
Durchblutung 73, 80, 109
Durchblutungsstörung 16, 18, 32, 40, 119
Durchfall 27, 31, 33, 43, 57 f., 65, 108
Durchfall-Diät 78
Dysmenorrhoe 33, 102

Edelkastanie 63, 98
Edelpelargonien-Mischpulver 98 f.
Edelsteine 81 ff.
Edelstein-Therapie 22
Eigelb-Allergie 41
Eisenkraut-Kompresse 120
Eisenmangel 75

Eiterung 33, 100, 120
Eiweißallergie 45
Ekzem 16, 33, 36, 110, 121
Embolie 62, 80
Emboliegefahr 32
Energielosigkeit 33, 107
Entgiftung 100
Entzündungen 45, 70, 90, 102
Epilepsie 75
Erbrechen 35, 40 f., 51, 53, 69
Erkältung 30, 34, 40, 70, 73, 94, 113
–, chronische 58, 112
Erkältungsanfälligkeit 28
Ermüdung 57
Ernährungsfehler 89
Ernährungstherapie 22
Erregung, seelische 18
Erschöpfung 71
Erstickungsanfall 28, 37
Essgewohnheiten, falsche 52

Facialislähmung 34, 40, 116
Facialis-Neuralgie 46, 115
Fasten 80 f.
Fehlernährung 40, 48, 57, 73
Feldthymian 110
Fenchel 64
Fenchel-Dill-Kräuter 99
Fenchel-Mischpulver 100
Fenchelsamen 100
Fettsäurespiegel 74
Fieber 34 f., 39, 41, 51, 58, 64 f., 68, 71, 93
–, hohes 27, 43, 52, 58, 106
– bei Kindern 50, 93, 101
Fieber-Diät 69
Fisch 74 f.
Fischvergiftung 123
Fistel 34, 120 *s. a.* Abszess
Flecken im Gesicht 34, 82
Fleisch 75 ff.
Flohsamen 100 f.
Flohsamen-Wein 101
Früchte 17, 68-72
Furunkel 33, 35, 120

Füße, abgestorbene 119 f.
-, kalte 16, 119

Galgant 23, 101, 102
Galgantwurzel-Wein 102
Gallenblasen-Entzündung 46
Gallenkolik 51, 116
Gallensäure (Schwarzgalle) 16, 18, 21, 35, 64, 71, 80, 100 f., 113
Gallenwegsstörungen 66
Gangrän 32, 119
Gastritis 35, 62, 69, 71, 73, 98, 106
Gebärmutterkrämpfe 33
Gebärmutter-Tumor 44
Gedächtnisstörung 16
Gefäße, brüchige 70
Gehirnerschütterung 35, 40, 103
Gehirnschwund 98
Gehörverlust 54
Gelenkschmerzen 91
Gelenkschwellung 60
Gemüse 17, 63-68
Gerstenbad 120
Geruchsverlust 91, 107
Geschmacksverlust 91, 107
Gesichtslähmung 34
Gewichtsverlust 32, 43
Gewürze 72 ff.
Gicht 70, 73
Giftstoffe 15, 33, 58 f., 65
Gluten-Allergie 25
Goldkur 102
Grippe 35, 40, 98, 118
- Vorbeugung 113
Grippefieber 101
Grippehusten 109
Grippeviren 50
Gürtelrose 121

Haarwurzel-Abszess 120
Halsschmerzen 36, 52, 71, 94
Halswirbelsäulenverspannung 40, 48, 116
Hämatom 36, 82 s. a. Bluterguss
Hämorrhoiden 64

Hände, kalte 16
-, kribbelnde 32
Harndrang 32
Harnsäure 72 f., 81
Haut, trockene/faltige 39
-, wunde/rissige 121
Hautausschlag 42, 51, 58, 74, 110, 121 s. a. Ekzem
Hautbrennen 59
Hautflecken 47
Hautgeschwür 117, s. a. Abszess, Furunkel
Hautinfektion 36, 115
Hautkrebs 117
Hautpilz 36, 115
Hautrötung 38, 59
Hautverbrennung siehe Verbrennung
Headsche Zonen 90
Hefepilz 89
Hefepilzinfektion 36
Heiserkeit 33, 35 f., 39, 50, 66, 94, 98, 110
Herdbeseitigung 37, 59, 113
Herpes 93, 112
Herpes zoster 37, 120
Herzinfarkt 18, 62, 65, 109, 113
Herzinsuffizienz 41, s. a. Herzschwäche
Herzkur, kleine 30, 55
Herzrasen 38, 83
Herzrhythmusstörungen 58, 83
Herzschmerzen 16, 23, 28, 37, 51, 58, 83, 98, 101, 105
Herzschwäche 37, 42, 47, 55, 58, 64, 98, 101
Heuschnupfen 37, 99
Hexenschuss 58, 125
Hildegardfasten 80 f.
Himbeere 69
Hirnhautentzündung 42, 106
Hirschzungen-Elixier 103
Hirschzungen-Pulver 103
Hitzegefühl 41
Hitzeschübe 37
Hitzewallungen 37, 39, 95
Hodenatrophie 44

Hodgkinsche Krankheit 117
Hormonregulationsstörungen 31, 37, 48
Hormonstörung 44, 57
Hormonumstellung in Pubertät/ Wechseljahren 53
Hornissenstich 124
Husten 35 f., 38 f., 58, 66, 70 f., 94, 97, 98, 105, 110, 111
Hustenreiz 38, 51, 55
Hustenschmerz 118
Hysterie 126

Immunschwäche 34, 84
Infektion 27, 45, 65, 69, 71, 79, 123
Infektionskrankheiten 37, 75, 90
Insektenstich 38, 124
Ischialgie 46, 52, 58, 91, 102, 125

Jaspis 83
Juckreiz 36 ff., 41, 47, 112, 121

Kalbsfußknochenbrühe 104
Kallusbildung nach Knochenbruch 104
Kaltwasser-Behandlung 121
Kariesprophylaxe 121
Karzinogene 65
Käse 77 f.
Katarakt 29 *siehe auch* Star, grauer
Katarrh 29, 39, 54, 70, 83, 110
Kehlkopfentzündung 39, 94
Keuchhusten 39, 110 f.
Kichererbsen 64 f.
Kind, lymphatisches 110
Kinderfieber 93, 101
Kinderkrankheiten 54, 83
Kleinkinderhusten 38, 118
Klimakterische Beschwerden 37, 39, 44, 53, 55, 95
Knochenaufbau von Babys 104
Knochenbruch 104
Knochenverschleiß 104
Knorpelverschleiß 104
Kontaktekzem 121

Konzentrationsschwäche 33, 40, 45, 107
Kopfschmerzen 33, 39 ff., 45, 51, 72, 91, 98, 114 f.
Körpergeruch 44, 64, 100, 111
Kräfteverfall 75, 126
Kräftigungsmittel 98
Kraftlosigkeit 126
Krampfadern 64, 71, 75 f., 91
Krämpfe 32, 50, 75, 107
Krankheitserreger 33
Krätze 40, 121, 125
Krätzmilben 40
Krebs 21, 58, 62, 66, 76, 97
Kreislauf 67, 100
Kreislaufschwäche 37, 53
Küchengifte 16, 31, 33, 37, 39
Kummer 44
Kürbisöl 77
Kurzatmigkeit 41, 105

Lärmstress 48
Lebensmittel 14 ff., 57
Lebensmittelallergie 41
Lebensmittelvergiftung 33
Leberbeschwerden 16
Leber-Entzündung 71
Leber-Galle-Leiden 73
Leber-Leiden 103, 114
Leberschwäche 63
Leinsamen-Kompresse 121
Liebstöckel-Dotter-Suppe 105
Lungenbeschwerden 16, 103
Lungenentzündung 41, 106
Lungenschwäche 77
Lymphdrainage 93
Lymphdrüsenschwellung 33, 120
Lymphknotenschwellung 41, 43, 51, 93, 117
Lymphstau 91

Magen, nervöser 117
Magen-Darm-Beschwerden 28, 52, 58, 69, 76, 100, 114, 117
Magen-Darm-Geschwür 41 f., 98

Mageneiterung 106
Magenentzündung 100 *s. a.* Gastritis
Magengruben-Schmerzen 117
Magenkrämpfe 46
Magenkrebs 100
Magenschleimhautentzündung 35, 66
Magenschmerzen 63, 98
Magenschwäche 77
Magenstörungen 113
Magenverschleimung 73
Magenverstimmung 46
Mandelentzündung 46, 95, 106
Mandelöl 77
Masern 42, 93, 106
Mastitis 31
Mastopathie 43, 117
Maulbeerblätter 121
Maulbeere 71
Meditation 15, 88 f.
Meerrettich 65
Meerrettich-Galgant-Mischung 105
Meisterwurz-Wein 106
Melaleukaöl 115
Melde 67
Menstruation, aussetzende 50, 105
Menstruationsschmerzen 105, 107, 112
Migräne 40, 95, 114
Milch 77 f.
Milcheiweiß-Allergie 41
Milz-Entgiftung 109
Milz-Leiden 114
Milz-Schwäche 63
Mineralienmangel 48
Minze, wilde 125
Mispel 71
Mitesser 28
Mittelohrentzündung 16, 43, 115
Mohrrüben 66
Monatsfluss, verhaltener 50, 105
Morbus Crohn 43, 62, 108
Moxibustion 91
Mückenstich 124
Müdigkeit, chronische 33
Mumps 43, 93

Mundgeruch 44, 46, 64, 100, 111
Musik 87 f.
Musiktherapie 23
Muskatellersalbei-Trank 106
Muskat-Zimt-Nelken-Kekse 107
Muskelschmerzen 33, 35
Muskelschwund 120
Mutterkraut 107 f.
Mutterkümmel-Ei-Granulat 108
Myom 44, 117
Myrtenöl 115

Nachtschweiß 37, 44, 53
Nackensteife 57
Nagelbettmykose 44, 115
Nagelbettvereiterung 44, 120
Nahrungsmittelallergien 62
Nahrungsmitteldepression 32
Nahrungsmittelvergiftung 52
Narbenbehandlung 45
Narbenschmerzen 37
Nasennebenhöhlen-Entzündung 40
Nasenschleimhaut-Entzündung 45
Nasensekret 37
Nebenhöhlen-Entzündung 34, 40, 45 f., 53, 99, 110
Nebennieren-Hormonstörung 30
Nerven 77
Nervenschmerzen 102, 116
Nervenschwäche 45, 63, 95, 107, 126
Nervöse Magen-Darm-Leiden 46
Nesselsucht 121
Neuralgie 40, 46, 52, 117
Neurasthenie 45
Neurodermitis 47, 74, 121
Neurose 84
Nierenmassage 122
Nierenschwäche 47, 54 f., 113, 122
Nikotin 42, 45, 51

Obstipation 97
Ödem 37
Ohrensausen 47, 54, 83, 91
Ohrenschmerzen 40, 47, 115
Ohrenwasser 83

Operation 103, 123
Operationsnarbe 48, 117
Organstörungen 45
Osteoporose 48, 104
Östrogenmangel 39

Panaritium 45
Parkinson 70
Parodontose 49, 122
Periodenschmerz 33, 102, s. a. Prämenstruelle Beschwerden
Petersilien-Honig-Trank 109
Pfeiffersches Drüsenfieber 117
Pflanzenöl 77
Pflaumenkern-Kur 109
Phantomschmerz nach Zahnbehandlung 49, 113
Pharingitis 51
pH-Wert 18, 62
Physiotherapie 23
Pigmentstörung 34
Pilzbefall 33, 45, 57, 65, 68, 115
Pilzinfektion 41
Pilzvergiftung 123
Pneumonie 41
Poleiminze 73 f.
Polyarthritis 102
Polypen 49, 93
Posttraumatische Zustände 40, 103
Praecancerose 28, 58
Prämenstruelle Beschwerden 49, 105, 112
Prämenstruelles Syndrom 107
Prellung 50, 121
Pseudokrupp 50, 110
Psoriasis 115, 121
Psychose 84
Psychotherapie 23 f., 84 ff.

Quecksilber 59
Quendel 74, 110
Quetschung 50, 124
Quitte 71

Rachenentzündung 51, 94

Rachenkatarrh 94
Radikalfänger 66
Rainfarnpulver 110
Rainfarnsuppe 111
Rautensalbe 122
Rebaschenlauge 122
Rebtropfen, einfache 115
–, ölige 115 f.
Reisekrankheit 51, 96
Reizhusten 109
Rekonvaleszenz 100, 120
Rettich 66
Rheuma 16, 21, 52, 62, 70, 102
Rheumastoffe 72
Ringelblume 123
Roemheld-Syndrom 51, 101
Rohkost 16 f., 33, 37, 63
Rosenöl 114
Rosen-Olivenöl 116
Rote Bete 66
Röteln 51, 93
Rubeolen 51
Rückenschmerzen 57 f., 91

Salbei-Butter-Salbe 116
Salbei-Wein 111
Salmonellose 52, 123
Sanierung von Zahnherden 52, 113
Sauerstoffmangel 18, 41
Sauna 122
Säure-Basen-Haushalt 69
Schafgarbenblätter 123 f.
Scharlach 52, 106
Schilddrüsenüberfunktion 53
Schimmelpilze 95
Schlackenstoffe 15, 80, 91
Schlaf 15
Schlaflosigkeit 52, 95, 112
Schlaganfall 18, 62, 90
Schleimbeutel-Schwellung 53, 82
Schleimhautentzündung 30
Schleimhautverletzung 70
Schleimhautwucherung 49
Schluckauf 28
Schluckbeschwerden 52

Schnupfen 35, 51, 53, 58, 66, 98 f., 110
Schock, anaphylaktischer 38
Schröpfen 90 f.
Schuppenflechte 115, 121
Schüttelfrost 41, 52, 68
Schwäche 32, 40, 55, 63, 75, 90
–, seelische 37
Schwangerschaftserbrechen 53, 96
Schwarzgalle (Gallensäure) 18, 21, 64, 71, 100, 107, 113
Schweißausbrüche 35, 37, 39, 41, 53, 58, 100
Schwellung 82 *s. a.* Prellung
Schwerhörigkeit 39, 48, 54, 83
Schwindel 37
Sehschwäche 54, 66, 84, 115
Sehstörungen 40, 47, 91
Sehverlust 125
Seitenstechen 54, 116, 121
Selbstheilungskräfte 89, 91 f.
Selbstmedikation 27
Sinusitis 45
Skabies 40
Skorpionstich 124
Sodbrennen 28, 41, 54, 58, 63, 97, 100
Soja-Allergie 41
Sommer-Diarrhoe 108
Sonnenblumenöl 77
Sonnenbrand 56
Sorgen 40, 44
Speisemohn 112
Spirale 44
Sprue 25
Sputum 25
Star, grauer 29, 54 f., 84, 125
Star, grüner 54, 84, 125
Staulunge 55
Stauungsbronchitis 55, 105
Stimme 39, 51
Stimmungsschwankungen 16, 39, 45, 55, 95
Stimmverlust 94 *s. a. Heiserkeit, Pseudokrupp*
Stirnhöhlenentzündung 40, 99
Stoffwechselstörung 16, 48, 90, 100
Störfeldbeseitigung 117, *s. a.* Herdbeseitigung
Strahlungsschäden 117 f.
Stress 15, 22, 39 f., 42, 44, 46, 52, 71

Tannencreme 117
Tanz 87 f.
Tbc 42
Teebaumöl 115
Tennisellbogen 56, 82
Thiocyanat 25
Thrombose 32, 62, 80, 90
Tinnitus 47, 115
Topas-Wein 84
Toxine 45, 58 f., 65, 89
Trigeminus-Neuralgie 46
Tubenkatarrh 43
Tugend-/Laster-Paare 86 f.
Tumor 65
Tumoroperation 56
Tumor-Rezidiv-Prophylaxe 56

Übelkeit 35, 40, 51, 69
Überanstrengung 29, 57
Überbein 82
Überbelastung, seelische 30 f., 45, 57
Übersäuerung 18, 107, 113
Umweltschadstoffe 89
Unfruchtbarkeit 44
Unterernährung 97
Unterleibsentzündung 113

Vaginalschleimhaut, trockene 39
Varizellen 58
Vaskulitis 71
Veilchencreme 117 f.
Veneninsuffizienz 76
Verbitterung 107
Verbrennung 56, 71, 121
Verdauung 67, 69, 73
Verdauungsschwäche 57, 106
Verdauungsstörungen 30 f., 33, 38, 44, 46, 63, 66, 73, 100, 113

Vergiftung 57, 123
Verkalkung 40
Verletzung 57, 71, 123
Verrenkung 60
Verschleimung 16, 55, 78, 91, 97
Verspannungen 57
Verstauchung 60
Verstopfung 31, 57 f., 66, 97, 100, 111
Vicht 76
Viren 65, 68, 89
Virusfieber 58, 103
Virusgrippe 51, 58, 65 f., 93 f., 101
Virusinfektion 36 f., 39 ff., 45, 51, 58, 98, 112
Vitamin-B12-Mangel 73
Völlegefühl 111 *s. a.* Roemheld-Syndrom
Vorkrebskrankheit 58

Walnussöl 77
Warze 82
Wassereinlagerungen 37, 47
Wasserlinsen-Elixier 112
Wegerichsaft-Urtinktur 124
Wein, gelöschter 52
Weingeist-Oliven-Rosenöl 118
Weinraute 112
Weizen-Allergie 41
Weizen-Packung 125
Wermut-Eisenkraut-Wein 113 f.
Wermutöl 118 f.
Wermut-Trank 113
Wespenstich 124
Wiesengrün-Wasser-Behandlung 135
Windpocken 58, 93
Wunddesinfektion 118
Wunden 123
Wundheilungsstörungen 32, 65, 118, 121
Wut 18

Zahn, vereiterter 37, 46, 59, 113
Zahnfleischbluten *siehe* Parodontose
Zahnfleischentzündung *siehe* Parodontose
Zahnfleischschwund 49
Zahnpflegemittel 122
Zahnsanierung 59
Zahnschmerzen 59, 113
Zeckenbiss 59, 120, 124
Zerrung 60, 123
Zerschlagenheitsgefühl 35
Zöliakie 25, 62
Zorn 18
Zuckerkrankheit *siehe* Diabetes
Zunge, belegte 46
Zwerchfellhochstand 51
Zwölffingerdarmgeschwür 42
Zypressenbad 126
Zystenbildung 60, 117